Dieses Buch Beratung in der Pflege besteht aus drei Teilen:

Teil A Beratung in der Pflege – ein Überblick
Teil B Beratung im Pflegealltag
Teil C Beratung in der Pflege von A–Z

Querverweise
[➔Kap.] Die Pfeile leiten zu Kapiteln, in denen nähere Ausführungen zu dem jeweiligen Thema zu finden sind.
➔ Ein einzelner Verweispfeil vor einem Wort ohne Kapitelangabe zeigt an, dass dieser Begriff im Teil C, im A–Z, erläutert wird.

Pflegiothek

Beratung
in der Pflege
für die Aus-, Fort- und
Weiterbildung

Brigitte Petter-Schwaiger

unter Mitarbeit
der Verlagsredaktion

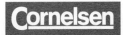

Redaktion: Anja Lull
Außenredaktion: Martin Regenbrecht, Berlin
Illustration: Natascha Welz, Berlin
Umschlaggestaltung: Rosendahl Grafikdesign
Layout und technische Umsetzung: Renate Huth, Heimann und Schwantes

www.cornelsen.de

1. Auflage, 1. Druck 2011

Alle Drucke dieser Auflage sind inhaltlich unverändert
und können im Unterricht nebeneinander verwendet werden.

© 2011 Cornelsen Verlag, Berlin

Das Werk und seine Teile sind urheberrechtlich geschützt.
Jede Nutzung in anderen als den gesetzlich zugelassenen Fällen bedarf
der vorherigen schriftlichen Einwilligung des Verlages.
Hinweis zu §§ 46, 52a UrhG: Weder das Werk noch seine Teile
dürfen ohne eine solche Einwilligung eingescannt und in ein Netzwerk eingestellt
oder sonst öffentlich zugänglich gemacht werden.
Dies gilt auch für Intranets von Schulen und sonstigen Bildungseinrichtungen.

Druck: Kösel, Krugzell
Bindung patentrechtlich geschützt. Kösel FD 351, Patent-Nr. 0748702

ISBN 978-3-06-4505530-8

 Inhalt gedruckt auf säurefreiem Papier aus nachhaltiger Forstwirtschaft.

Inhalt

Vorwort 6

Teil A Beratung in der Pflege – ein Überblick

1	Beratung als pflegerische Aufgabe	8
1.1	Beratungsverständnis in der Pflege	9
1.1.1	Perspektive der aktuellen Pflegepraxis	10
1.1.2	Gesundheits- und pflegewissenschaftliche Perspektive	11
1.2	Begriffsbestimmung	13
1.2.1	Information	14
1.2.2	Schulung	15
1.2.3	Beratung	17
1.2.4	Anleitung	19
1.2.5	Edukation	20
1.3	Dimensionen der Beratungskompetenz	22
1.3.1	Fachliche Kompetenz	23
1.3.2	Soziale Kompetenz	24
1.3.3	Personale Kompetenz	26
1.3.4	Methodische Kompetenz	28
1.4	Qualifizierung für eine anspruchsvolle Aufgabe	30
1.4.1	Qualifizierung auf unterschiedlichen Ebenen	30
1.4.2	Berufliche Weiterbildung	32
1.5	Gesetzliche Regelungen zur Pflegeberatung	36
1.5.1	Ausbildungsgesetze	36
1.5.2	Sozialgesetze	38
2	Orientierung an Beratungstheorien und -prinzipien	44
2.1	Beratungsansätze berufsfremder Professionen	45
2.1.1	Der humanistisch personenzentrierte Ansatz	46
2.1.2	Der vermittlungsorientierte Ansatz	47
2.1.3	Der verhaltensorientierte Ansatz	48
2.1.4	Der handlungsorientierte Ansatz	49
2.1.5	Der systemisch-konstruktivistische Ansatz	51
2.1.6	Der lösungs- und ressourcenorientierte Ansatz	52
2.2	Pflegespezifische Beratungskonzepte	53

2.2.1	Patienten- und Familienedukation	54
2.2.2	Pflegeberatungsmodell für chronisch Kranke	57
2.2.3	Biografieorientierte Diagnostik in der Beratung	60
2.2.4	Systemisches Beratungsmodell für die Onkologie	61
2.2.5	Leiborientierte Beratung	63
2.3	Übergreifende Perspektive als Orientierung	66
2.3.1	Konkretisierung des Beratungsbegriffs für die Pflege	66
2.3.2	Pflegerische Leitgedanken als Beratungsprinzipien	67
2.3.3	Eklektisch-integrative Beratung	78

Teil B Beratung im Pflegealltag

3	Handlungsfelder pflegerischer Beratung	80
3.1	Formale Unterschiede	80
3.2	Beratung im alltäglichen Pflegeprozess	82
3.3	Beratung und Anleitung durch spezialisierte Pflegeexperten	83
3.4	Elternintegration durch Beratung und Anleitung	84
3.5	Gesetzlicher Auftrag zur Beratung im ambulanten Pflegebereich	85
3.6	Beratung im Kontext der Pflegeüberleitung	86
3.7	Beratung im Rahmen des Care und Case Managements	87
3.8	Pflegeberatung in Pflegestützpunkten	89
3.9	Patienten-Informationszentren	93
3.10	Pflegeberatung telefonisch	95
4	Grundhaltung, Methoden und Instrumente individueller Beratung	96
4.1	Eine professionelle Beratungshaltung als Basis	97
4.1.1	Die personenzentrierte Haltung	97
4.1.2	Empowerment als Haltung	101
4.2	Orientierung an Beratungsprinzipien	102
4.3	Beratungsbedarf einschätzen und erfassen	104
4.3.1	Beratungsbedarf und Beratungsbedürfnis	104
4.3.2	Das Assessment durchführen	110
4.4	Beratungsangebote dem Bedarf anpassen	116
4.4.1	Information und Orientierung	117
4.4.2	Deutung und Klärung	118
4.4.3	Handlung und Bewältigung	119

Inhalt

4.5	Den Beratungsprozess lösungsorientiert gestalten	121
4.5.1	Der Beratungsprozess als Phasenmodell	122
4.5.2	Kommunikationsformen und Fragen	126
4.6	Anleitungen als gezielte Lehr- und Lernprozesse	128
4.6.1	Anleitung vorbereiten	128
4.6.2	Anleitung planen	130
4.6.3	Durchführung der Anleitung	133
4.6.4	Evaluation	134
5	Fallbeispiele aus der Beratungspraxis	136
5.1	Beratung zur medikamentösen Langzeittherapie	138
5.1.1	Assessment und Vorbereitung	138
5.1.2	Beratung zur Information und Orientierung	140
5.2	Beratung und Anleitung zur Stomaversorgung	142
5.2.1	Informationssammlung	142
5.2.2	Beratungsbedarf und Beratungsangebote	144
5.2.3	Verlauf des ersten Beratungsgesprächs	145
5.3	Elternberatung bei einer Geburt unter Notfallbedingungen	147
5.3.1	Falldarstellung und erste Einschätzung	148
5.3.2	Verlauf der Beratung beim Erstkontakt	150
5.3.3	Überlegungen zum weiteren Vorgehen	153
5.4	Beratung und Begleitung in der Palliativpflege	154
5.4.1	Die Situation der Familie	155
5.4.2	Beratung und Begleitung als Hilfsangebot	157
5.4.3	Verlauf und Rückblick	158
5.5	Beratungsbeispiel aus der Ausbildungspraxis	160
5.5.1	Vorüberlegungen und Vorbereitung	160
5.5.2	Lernaufgaben als Ausbildungsinstrument	161
5.5.3	Beratungserfahrungen ermöglichen	165
5.5.4	Durchführung der Beratung mit Reflexion	167
5.5.5	Selbst- und Fremdeinschätzung	169

Teil C Beratung in der Pflege von A–Z

Beratung in der Pflege von A–Z	172
Literatur	183

Vorwort

„Gibst du jemandem einen Fisch, nährt er sich nur einmal. Lehrst du ihn aber das Angeln, nährt er sich für immer."

Die gegenwärtigen gesellschaftlichen sowie gesundheits- und sozialpolitischen Entwicklungen stellen das gesamte Gesundheitssystem vor neue und große Herausforderungen. Pflegebedürftige, ihre Angehörigen und auch der Pflegeberuf sind davon besonders betroffen: Die Krankenhausverweildauer wird immer kürzer, der Kostendruck größer, die Anzahl der zu Versorgenden und chronisch Kranken steigt, die ambulante Pflege rückt immer mehr in den Vordergrund. Gleichzeitig verändern sich Familienstrukturen und die Zahl der allein lebenden Menschen nimmt zu. Pflegebedürftige sind häufig auf sich selbst gestellt oder auf informelle Helfer wie Angehörige oder Ehrenamtliche angewiesen.

Auch die Patientenrolle hat sich gewandelt. Patienten sind keine passiven Pflege- oder Behandlungsempfänger mehr. Sie müssen Selbstverantwortung für ihre Gesundheit übernehmen und möchten selbstbestimmt Entscheidungen treffen über Behandlungsoptionen. Der Patient wird als Partner gesehen, der Verantwortung für seine Gesundheit, Krankheit und Pflege übernimmt und sich aktiv daran beteiligt. Um diesen Anforderungen gerecht zu werden und den Alltag möglichst selbstständig bewältigen zu können, haben Patienten wie Angehörige ein großes Informations- und Orientierungsbedürfnis.

Das alles sind Gründe, weshalb der Beratungsbedarf von Pflegebedürftigen und Angehörigen stetig ansteigt. Der Gesetzgeber hat auf diese Entwicklungen in mehrfacher Weise reagiert. In den Sozialgesetzen wurden Beratungsansprüche formuliert oder Finanzierungsmöglichkeiten geschaffen und zudem hat man Beratung in den Ausbildungsgesetzen der Pflegeberufe als originären Bestandteil des Berufsbildes festgelegt. Es besteht ein verstärktes Interesse daran, dass Pflegende Beratungsaufgaben im Gesundheitswesen übernehmen.

Vorwort

Für die Pflege wird sich eine Vielzahl neuer Handlungsfelder im Beratungssektor entwickeln, was einen großen Qualifizierungsbedarf mit sich bringt. Darüber hinaus gibt es auch aktuell im Pflegealltag zunehmend mehr Beratungsanlässe – sei es im Umgang mit Patienten, Angehörigen oder mit Helfern –, die sowohl Fach- als auch Beratungskompetenz von den professionell Pflegenden erfordern.

Hier möchte das Buch eine Orientierung geben und eine Hilfe sein. Es bietet eine grundlegende Einführung in das Thema und ermöglicht Interessierten, ihre Kompetenzen für Beratungsaufgaben zu vertiefen oder zu erweitern.

Teil A des Buches stellt einen kleinen Ausschnitt aus dem großen Feld der Beratung dar, gibt einen Überblick und grenzt das Thema für die Aus-, Fort- und Weiterbildung ein. Im Teil B geht es um die wesentlichen methodischen Grundlagen zur pflegerischen Beratung. Hierfür wurden in Bezug zum Teil A sechs zentrale „Bausteine" für die ersten Schritte auf dem Weg zur Beratungskompetenz ausgewählt. Mit den Falldarstellungen wird die Verbindung zwischen den Theoriekonzepten, den Methoden und der Praxis hergestellt. Den Abschluss bildet Teil C mit einem Glossar.

An dieser Stelle noch drei Hinweise: Mit „Pflegende", „Pflegekräfte" oder „Berater" sind ausgebildete, professionell Pflegende in der Gesundheits- und Kranken- bzw. Kinderkrankenpflege sowie in der Altenpflege gemeint. Überwiegend wird die männliche Form gewählt, angesprochen sind grundsätzlich beide Geschlechter. Die Namen der Personen in den Beispielen und Fallgeschichten wurden verändert.

1 Beratung als pflegerische Aufgabe

Aus den einleitend genannten Gründen geht man in Expertenkreisen inzwischen davon aus, dass in der Pflege das Thema Beratung gegenüber den traditionell pflegerischen Leistungen (Aufgaben, die Pflegekräfte stellvertretend für Patienten übernehmen) mehr an Bedeutung gewinnen wird und muss. Dieser Wandel im pflegerischen Aufgabenprofil ist bereits an unterschiedlichen Stellen gesetzlich verankert [→Kap. 1.5]. Pflegefachkräfte sind sowohl autorisiert als auch verpflichtet, Pflegebedürftige und ihre Angehörigen bzw. Bezugspersonen zu beraten.

Neue Aufgaben erfordern neue Kompetenzen und eine entsprechende Qualifizierung. Im aktuellen Krankenpflegegesetz (KrPflG 2003) sowie im Altenpflegegesetz (APflG 2000) wurde der Forderung nach Qualifizierung von Pflegekräften [→Kap. 1.4] für Beratungsaufgaben im Ansatz entsprochen. Beratung ist hier erstmalig als eigenständige pflegerische Aufgabe und als Ausbildungsziel beschrieben. Die zukünftig Pflegenden sollen bereits in der dreijährigen Erstausbildung auf die gewachsenen Anforderungen im Bereich Beratung und Anleitung vorbereitet werden.

Vieles deutet darauf hin, dass Beratung zukünftig eine zentrale Rolle für die professionelle Pflege spielen wird und dass damit verbunden eine Vielzahl neuer Handlungsfelder [→Kap. 3] zu erwarten ist.

1 Beratung als pflegerische Aufgabe

1.1 Beratungsverständnis in der Pflege

Gemessen am internationalen Entwicklungsstand befindet sich die Diskussion über pflegerische Beratungsaufgaben in Deutschland noch in den Anfängen. Doch auch im deutschsprachigen Raum existieren bereits zahlreiche wissenschaftliche Publikationen, die sich mit dem neuen Aufgabenschwerpunkt auseinandersetzen. In den Studien wird u.a. das berufliche Handlungsfeld in Bezug auf Beratung untersucht, es entstehen Theoriekonzepte [→Kap. 2] und ebenso wird die Entwicklung eines professionellen Beratungsverständnisses und -handelns pflegewissenschaftlich gefordert und ausgebaut. Ziel ist, den aktuellen gesellschaftlichen und gesundheitspolitischen Anforderungen gerecht zu werden und die Pflege auf dem Weg zur Professionalisierung weiterzubringen.

Parallel dazu ist in der beruflichen Praxis zu beobachten, dass Pflegende beratende Tätigkeiten bereits häufig als Leistung erbringen und als wichtigen Bestandteil ihrer täglichen Arbeit sehen, sie aber bislang noch wenig als besondere Aufgabe im Pflegeprozess wahrnehmen (können). Es fehlen in der Praxis vielerorts aus der Pflege heraus entwickelte und anwendbare Konzeptionen und sowohl die Zeit als auch der Ort für Beratung. Die Kompetenzen für beratende Aufgaben werden nach Aussage der Pflegenden mehr durch Lebens- und Berufserfahrung bezogen und weniger durch gezielte Fort- und Weiterbildungsmaßnahmen [→Kap. 1.4].

Die gesundheitspolitischen Anforderungen und wissenschaftlichen Ansprüche an pflegerische Beratungsaufgaben weichen von der derzeitigen Beratungspraxis in der Pflege noch erheblich ab, was die Gegenüberstellung der beiden Perspektiven nachfolgend verdeutlichen wird.

1.1.1 Perspektive der aktuellen Pflegepraxis

Wie nehmen Pflegende Beratungsaufgaben wahr und was wird unter Beratung in der Praxis verstanden? Wissenschaftlich fundierte Antworten auf diese Fragen gibt es derzeit noch sehr wenige.

Die bisherigen Untersuchungen zum Beratungshandeln in der Praxis ergeben – in Kurzfassung dargestellt – folgendes Bild:

- Pflegerische Beratung wird als Aufgabe von den Pflegenden wahrgenommen, findet aber bislang eher „nebenbei", spontan und ungeplant statt.
- Sie ist integriert in das pflegerische Handeln und wird i.d.R. eher als Alltagsberatung und weniger als professionelle Beratung gesehen.
- Ob eine Beratung stattfindet, bleibt derzeit dem Engagement einzelner Pflegender überlassen. Sie wird mehr als persönliche Zusatzleistung wahrgenommen und nicht als offizieller pflegerischer Arbeitsauftrag.
- Pflegerische Beratung ist insgesamt eher direktiv, an (Wissens-) Defiziten orientiert und hat in vielen Fällen erzieherische Absichten.
- Ein wesentlicher Schwerpunkt liegt in praktisch-technischen Handlungsanleitungen. Die Patienten werden hierzu instruiert, die Handlungen geübt und trainiert.
- Im Zusammenhang mit dem kommunikativen Teilaspekt der Beratung wird besonders auf die „Dolmetscher-Aufgabe" der Pflegenden zwischen Arzt und Patient nach Visiten, Aufklärungen etc. hingewiesen.
- Gespräche führen, zuhören, jemanden begleiten, in den Arm nehmen, all das wird nicht mit Beratung in Zusammenhang gebracht, sondern eher den Begriffen „Patientengespräch" oder „psychische Betreuung" zugeordnet.
- Zum Teil herrscht Unsicherheit im Umgang mit psychosozialen Problemlagen. Pflegende sind oftmals mit Beratungssituationen konfrontiert, deren emotionale Intensität sie mit ihren bestehenden Beratungskompetenzen nur schwer begegnen können.

1 Beratung als pflegerische Aufgabe

1.1.2 Gesundheits- und pflegewissenschaftliche Perspektive

Aus gesundheits- und pflegewissenschaftlicher Sicht ist ein wesentlich weiter gefasstes und differenzierteres Verständnis von Beratung erforderlich, als es derzeit in der Pflegepraxis zu finden ist. Die Gründe hierfür liegen in der zunehmenden Bedeutung, die Beratung für Pflegebedürftige und ihre Angehörigen gewinnt, und in der Erkenntnis, dass Beratung deshalb zukünftig in vielen Bereichen als professionelle pflegerische Dienstleistung angeboten werden muss.

Dieser Standpunkt zieht in der Konsequenz folgende Forderungen nach sich:

- Pflegeberatung wird in angemessenem Maße im *Dienstleistungskatalog* berücksichtigt. Sie wird entsprechend finanziert und den beratend tätigen Pflegenden steht dadurch das erforderliche Zeitkontingent für die Beratung oder Anleitung zur Verfügung.
- Beratung in der Pflege bezieht sich auf *Theoriekonzepte* [→Kap. 2], die den unterschiedlichen Beratungssituationen und Personengruppen gerecht werden.
- Beratung in der Pflege ist zu verstehen als *„Hilfe zur Selbsthilfe"*. Sie achtet dementsprechend die Selbstbestimmung, fördert die Selbstverantwortung und stärkt die Fähigkeit zum Selbstmanagement im Zusammenhang mit Gesundheit, Krankheit und Pflegebedürftigkeit.
- Pflegeberatung umfasst weit mehr als Informationsvermittlung. Sie verfolgt übergeordnet als *Beratungsziele* die Förderung von Handlungskompetenz, die Steigerung der Lebensqualität und die Reduktion emotionaler Belastungen.

- Für den Pflegeberuf werden neue Anforderungsprofile konzipiert, die *Beratung als Aufgabenschwerpunkt* benennen. Gleichzeitig entstehen neue Berufe in diesem Sektor.
- Pflegekräfte werden für diese Aufgaben zukünftig besser *qualifiziert* [→Kap. 1.4], um die Beratungsaufgaben professionell wahrnehmen zu können. Im Rahmen von Aus-, Fort- und Weiterbildung oder in entsprechenden Studiengängen wird Beratungskompetenz in der Pflege gefördert.
- Beratung und Begleitung der Pflegebedürftigen und deren Angehöriger sind auf lokaler und regionaler Ebene durch ein differenziertes und *vernetztes* Angebot zu stärken und zu sichern.
- Die Einbindung von *Care und Case Managementaufgaben* wird zunehmend notwendiger und zu neuen Handlungsfeldern in der Pflege führen.

Die Gegenüberstellung der beiden Perspektiven macht die derzeitige Lücke zwischen Theorie und Praxis sehr deutlich, was für die Aus-, Fort- und Weiterbildung sowie für die Konzeption neuer Studiengänge eine große Herausforderung darstellt.

In der Pflegepraxis fehlen zum Teil die nötigen Rahmenbedingungen für Beratung und es besteht – besonders im Krankenhaus – noch wenig Bewusstsein für dieses Aufgabenfeld. In der Pflegewissenschaft dagegen existiert dieses Bewusstsein, allerdings wird die Definition von Beratung in der Pflege unterschiedlich diskutiert und der Begriff nicht immer einheitlich benutzt.

1 Beratung als pflegerische Aufgabe

1.2 Begriffsbestimmung

Alle sprechen von Beratung, doch nicht alle verstehen dasselbe darunter. Bei näherer Betrachtung verbergen sich dahinter die unterschiedlichsten Inhalte oder Strategien. Beratung steht mitunter als Sammelbegriff für Informationsweitergabe, Wissensvermittlung, Ratschläge erteilen, Begleitung, praktisches Anleiten, Schulen und vieles mehr. All die Maßnahmen in dieser Auflistung könnten auch unter dem Begriff „pädagogisches Handeln in der Pflege" zusammengefasst werden. Da jedoch jede dieser Maßnahmen unterschiedliche Vorgehensweisen und Interventionsstrategien erfordert, ist eine Abgrenzung notwendig und hilfreich. Im Folgenden werden die wichtigsten Begriffe, die mit Beratung in der Pflege im Zusammenhang stehen, kurz vorgestellt und anhand des nachfolgenden Beispiels erläutert:

> **Beispiel** Herr Wagner hat vor drei Wochen einen Herzinfarkt erlitten und nimmt in der Rehabilitationsklinik gemeinsam mit anderen am Herzen erkrankten Patienten an einem Programm zur Aufklärung über Risikofaktoren und Vorbeugung eines Herzinfarktes teil. Er selbst ist deutlich übergewichtig und soll hier etwas über die Notwendigkeiten der Gewichtsreduktion erfahren, um seine Lebensgewohnheiten bezüglich seiner Ernährung und Bewegung zu verändern.

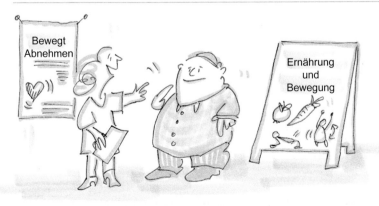

1.2.1 Information

Information meint die Bereitstellung und Weitergabe von Fakten, Kenntnissen und Wissen mit dem Ziel der Wissenserweiterung beim Empfänger und der Absicht, damit einen kognitiven Lernprozess bei ihm zu bewirken. Es gibt auf der einen Seite die „Unwissenden", die Informationen brauchen oder suchen und auf der anderen Seite die „Wissenden", die diese Information haben und bereitstellen können. Zwischen ihnen besteht ein Gefälle, das durch die Weitergabe des Wissens vermindert werden soll.

Die Informationsweitergabe kann sowohl mündlich als auch mit Hilfe verschiedener Medien (Broschüren, Filme, Bilder etc.) erfolgen. Im Mittelpunkt steht bei den Informationsstrategien immer das verfügbare Wissen – Fakten, Daten, Erklärungen – weshalb sie in ihrer Wirkung begrenzt sind. Inwieweit das Wissen auf der Empfängerseite ankommt und auf welche Weise der „Unwissende" es sich aneignen kann, spielt streng gesehen eine untergeordnete Rolle. Information kommt bereits zustande, sobald Wissen bereitgestellt wird. Die Aneignung des Wissens bleibt dem Ratsuchenden überlassen und somit ist sein Wissenszuwachs von dessen Möglichkeiten der Informationsverarbeitung abhängig.

> **Beispiel** Ist beabsichtigt, Herrn Wagner und die anderen Patienten zu informieren, kann dies mittels eines Vortrags zum Thema Risikofaktoren geschehen. Dieser Vortrag wird für einige Zuhörer ansprechend, für andere möglicherweise zu kompliziert oder auch zu langweilig sein. Was Herr Wagner von diesen Informationen für sich mitnimmt, bleibt seiner Art der Verarbeitung überlassen und wird für den Vortragenden vermutlich nicht erkennbar sein.

1.2.2 Schulung

Eine Schulung zielt neben dem Erwerb von Fertigkeiten ähnlich wie die Information auf Wissenserweiterung, greift aber hierbei etwas weiter, indem sie den Empfänger mehr ins Blickfeld nimmt. Schulungen im Gesundheitsbereich richten sich i.d.R. an Menschen mit ähnlichen Erkrankungen oder Problemen und finden überwiegend in kleineren Gruppen statt, wie z.B. die Diabetesschulung. Es geht dabei um ein zielorientiertes, strukturiertes und geplantes Vermitteln von Wissen und Fertigkeiten durch Experten. Eine Schulung bedient sich didaktischer Methoden, d.h. es wird gezielt ausgewählt welche Inhalte, wann und auf welche Weise unterrichtet werden, um das erwünschte Ziel zu erreichen. Am Ende steht meist eine Ergebnissicherung, indem die Teilnehmer das Gelernte reflektieren und ihr Wissen und Können überprüfen. Diese Ergebnissicherung zeigt dann ggf. weiteren Schulungs- oder Beratungsbedarf auf.

> Beispiel Der Informationsabend allein hat bei Herrn Wagner noch keine Verhaltensänderung bewirkt. Er nimmt deshalb an der Schulung „Bewegtes Abnehmen" teil. Ziel dieser Schulung ist, dass die Teilnehmer das Übergewicht als Risikofaktor bei sich (an-)erkennen und Motivation für eine Gewichtsreduktion entwickeln. Hierfür werden zunächst die Wissensdefizite der Teilnehmer zum Risikofaktor Übergewicht durch gezielte Information ausgeglichen. Ein Experte stellt und beantwortet Fragen, erklärt und veranschaulicht Zusammenhänge. Darüber hinaus sollen die Betroffenen vor allem individuelle Erfahrungen zum Thema Übergewicht machen. Herr Wagner wird angeleitet, in mehreren Etappen mit unterschiedlich gefüllten Wassereimern (entsprechend seinen gesundheitlichen Möglichkeiten) die Treppe hochzulaufen. So spürt er, wie sich 5, 10 oder 20 kg mehr an Gewicht auswirken, mit welchen Anstrengungen dieses Übergewicht verbunden ist und wie sich im Vergleich dazu ein anschließender Gewichtsverlust anfühlt. Im weiteren Verlauf der Schulung werden aufbauend auf dem neu erlangten Wissen verschiedene Möglichkeiten der Gewichtsreduktion erprobt und ggf. trainiert.

Man geht davon aus, dass zusätzliches Wissen und neu gewonnene Erfahrungen die Einstellung verändern und die Betroffenen dadurch ihr Verhalten sowie ihre Gewohnheiten ändern können. Sind diese Möglichkeiten bei den einzelnen Teilnehmern erschlossen, kann der Schulungsprozess den Erwerb neuer Handlungsstrategien unterstützen und fördern.

Schulungen finden aber nicht nur in Gruppen, sondern auch mit einzelnen Personen statt, meist als sogenannte Mikroschulungen. Im Rahmen des Entlassungsmanagements sind sie z.B. erforderlich, wenn sich durch die Erkrankung und deren Folgen bzw. durch den operativen Eingriff nach der Entlassung aus dem Krankenhaus der Alltag extrem verändert und neue Fertigkeiten erlernt werden müssen. Das kann sich auf Techniken wie die s.c. Injektion oder Blutzuckermessung beim Diabetiker beziehen, auf den sicheren Umgang mit dem Tracheostoma bei einem Patienten nach einer Kehlkopfentfernung oder auch auf die Medikamenteneinnahme bei Menschen mit psychischen Erkrankungen.

In kleinen Einheiten (ca. 15 Minuten) werden die Patienten oder Angehörigen Schritt für Schritt entsprechend ihren Möglichkeiten an die neuen Aufgaben herangeführt. Ziel dieser Mikroschulungen ist, die Betroffenen bei der Akzeptanz der neuen Situation zu unterstützen. Durch die Anleitung und Schulung sollen sie Sicherheit im Umgang mit den speziellen Techniken oder Hilfsmitteln erlangen und dadurch ein größeres Maß an Alltagskompetenz erwerben können.

1 Beratung als pflegerische Aufgabe

1.2.3 Beratung

Beratung unterscheidet sich grundlegend von den auf Wissenserweiterung abzielenden Strategien (wie z.b. Information und Schulung). Bei der Beratung geht es in erster Linie darum, zu Beratende in ihrer individuellen Problemsituation zu unterstützen, nötige Entscheidungen zu ermöglichen und die individuelle Handlungskompetenz zu fördern. Das Wissen spielt in diesem Fall nur insofern eine Rolle, als es dem Einzelnen hilft, seine Situation besser deuten und eigene Handlungsstrategien entwickeln zu können.

Kennzeichen von Beratung

Beratung ist ein interaktiver Prozess. Berater und Ratsuchender befinden sich im Dialog und „auf Augenhöhe". Der Berater versucht, die Perspektive des Betroffenen einzunehmen und unterstützt dessen Reflexion und die Auseinandersetzung mit dem Problem. Voraussetzung hierfür ist eine gute Vertrauensbasis. Beratung ist weiterhin:

- **Nicht bevormundend:** Gemeinsam wird eine individuelle Lösung für ein existierendes oder potenzielles Problem entwickelt. Die subjektive Sicht des Ratsuchenden steht im Mittelpunkt, die Lösung wird nicht vom Experten vorgegeben.
- **Freiwillig und ergebnisoffen:** Beratung kann nicht ohne die Bereitschaft und Offenheit des zu Beratenden stattfinden. Sie orientiert sich am konkreten Beratungsbedarf und ist deshalb in Verlauf und Ergebnis nicht vorhersehbar.
- **Fallbezogen:** Beratung ist immer auf den Ratsuchenden und sein aktuelles Problem zugeschnitten.
- **Ressourcenorientiert:** Berater und zu Beratender suchen gemeinsam nach Möglichkeiten, mit denen die Problemlage positiv beeinflusst werden kann. Der Betroffene wird dadurch trotz Einschränkung oder Krankheit zum aktiv Handelnden.
- **Kompetenzfördernd:** Ziel der Beratung ist, die Betroffenen in die Lage zu versetzen, ihr Leben möglichst sicher und unabhängig von professioneller Hilfe zu gestalten und dadurch ein hohes Maß an Lebensqualität (wieder-) zu gewinnen.

Beispiel Herr Wagner hat in der Schulung „Bewegtes Abnehmen" erkannt, dass eine Gewichtsabnahme für ihn unumgänglich ist. Er nimmt seit zwei Wochen regelmäßig an einem speziellen Bewegungsprogramm teil, was bereits sichtbaren Erfolg zeigt. Er hält hier in der Klinik eine Reduktionsdiät ein und hat sich bei der Diätberaterin über die Ernährungsumstellung zu Hause informiert. Die zuständige Pflegekraft Frau Reiser erkundigt sich in regelmäßigen Abständen nach seiner aktuellen Befindlichkeit. Beim letzten Gespräch stellte sich heraus, dass Herr Wagner sich zunehmend mutlos fühlt, wenn er an die Situation zu Hause denkt, obwohl er sich so sehr danach sehnt.

Frau Reiser erkennt darin einen Beratungsbedarf, auf den sie gezielt eingeht. Herr Wagner kann sich nicht vorstellen, das Programm der Klinik zu Hause weiterzuführen. Weder er noch seine Frau sind besonders sportliche Typen und außerdem hat er Angst, sich möglicherweise zu stark zu belasten und einen neuen Infarkt zu provozieren. Die Unsicherheit scheint bei ihm sehr groß zu sein.

Frau Reiser führt daraufhin im Laufe der letzten beiden Wochen vor der Entlassung mehrere Beratungsgespräche mit Herrn Wagner, teilweise auch im Beisein seiner Ehefrau. Sie suchen gemeinsam nach Ressourcen und Lösungen und kommen zu folgendem Ergebnis: Herr Wagner meldet sich nach der Entlassung bei einer sogenannten Koronargruppe an. Hier kann er das Bewegungstraining regelmäßig in der Gemeinschaft ähnlich Betroffener, teilweise unter ärztlicher Aufsicht und mit fachkundiger Anleitung, ganz in seiner Wohnortnähe fortsetzen.

Veranlasst durch die Beratung und aus Freude, dass es ihrem Mann schon wieder wesentlich besser geht, hat Frau Wagner einen schon lange anstehenden Plan in die Tat umgesetzt und ihm einen Hund geschenkt. Sie erhofft sich dadurch, dass das Tier wieder Freude, Zeit zum Ausspannen und zwangsläufig etwas mehr Bewegung in ihr Leben bringen wird.

1 Beratung als pflegerische Aufgabe

1.2.4 Anleitung

Die Anleitung bezieht sich auf praktisch-technische Handlungen, die erlernt werden sollen. Sie kann auch als Instruktion, als Unterweisung oder als Fertigkeitentraining bezeichnet werden. Anleitung ist ein geplanter, zielgerichteter Prozess, bei dem der Anleitende im Voraus die Ausgangssituation erfasst, gemeinsam mit dem Anzuleitenden Ziele festlegt und das Vorgehen plant.

Zur Planung zählen die Auswahl geeigneter Hilfsmittel oder Anschauungsmaterialien, die Wahl des richtigen Zeitpunkts für die Anleitung, eines geeigneten Ortes und der passenden Methode. Anleiter ist i.d.R. eine spezialisierte Fachkraft. Sie dient zunächst als „Lern-Modell", indem sie die Handlung demonstriert und ihr Vorgehen dabei erläutert. Daran anschließend lässt sie den Anzuleitenden entsprechend seinen Möglichkeiten üben, bis er in der Lage ist, selbstständig zu handeln. Die Reflexion am Ende des Anleiteprozesses dient der Sicherung des Gelernten.

Neben der praktischen Unterweisung wird auch Hintergrundwissen vermittelt, damit der Lernende den Sinn und die Notwendigkeit bestimmter Abläufe versteht und auf seine dabei auftretenden Fragen zufriedenstellende Antworten findet.

Anleitung ist im Pflegealltag sehr häufig zu finden. Pflegende leiten Patienten an, wie sie sich wieder selber waschen oder anziehen können, wie sie Verbände selbstständig wechseln, Insulininjektionen durchführen, Kompressionsstrümpfe anziehen oder sie unterweisen Angehörige beim Sondieren der Nahrung, bei der Mobilisation des Pflegebedürftigen und vieles mehr.

> **Beispiel** Herr Wagner wird im Rahmen der Entlassungsvorbereitung zur eigenständigen Blutdruckkontrolle angeleitet. Ziel ist, dass er mit seinem eigenen Blutdruckgerät umgehen kann, regelmäßig unter den gleichen Bedingungen misst, genaue Werte ermittelt und bei extremen Abweichungen von seinen Normalwerten die nötigen Konsequenzen ziehen kann. Weiterer Anleitungsbedarf ergab sich derzeit bei ihm nicht.

1.2.5 Edukation

Edukation geht auf den englischen Begriff *education* im Sinne von Bildung zurück und wurde in Deutschland in das Wittener Konzept der Patienten- und Familienedukation aufgenommen [→Kap. 2.2.1]. Edukation steht im Zusammenhang mit der Pflegeberatung als übergeordneter Begriff, der informierende, schulende und beratende Aspekte in sich vereint. Es wird davon ausgegangen, dass sich diese unterschiedlichen Aktivitäten in Pflegesituationen häufig verschränken, auch wenn ihnen jeweils sehr unterschiedliche Interventionen zu Grunde liegen.

Krankheit oder Pflegebedürftigkeit verändern die Lebenssituation der Betroffenen häufig auf eine sehr komplexe Weise. Um einen autonomen Umgang mit diesen Veränderungen zu erreichen, benötigen Patienten oder ihre Angehörigen eine Vielzahl unterschiedlichster Unterstützungsangebote. Das Edukations-Konzept deckt diesen Bedarf mit den drei genannten Aktivitäten folgendermaßen ab:

- Es kann z.B. ein Informationsbedarf zum Umgang mit den Medikamenten, zu sozialrechtlichen Ansprüchen oder zur ambulanten Versorgung bestehen.
- Gleichzeitig müssen spezielle Pflegetechniken wie die Stomaversorgung oder die Selbstkatheterismus erlernt werden.
- Und nicht zuletzt rücken individuelle Probleme des Patienten – Ängste, Trauer, familiäre, berufliche Probleme etc. – in den Mittelpunkt, welche eine Beratung erforderlich machen.

Edukation schließt bei allen Aktivitäten auch die Angehörigen und nahestehende Bezugspersonen mit ein, insbesondere bei Kindern die Eltern.

1 Beratung als pflegerische Aufgabe

Wie kann die Patientenedukation bei Herrn Wagner gestaltet sein?

> **Beispiel** Information: Zu Beginn der Rehabilitation wird Herr Wagner mit Hilfe eines Vortrags über die Risikofaktoren eines Herzinfarktes informiert. Damit er darüber hinaus sein Wissen über die Erkrankung und die Möglichkeiten der Vorbeugung erweitern kann, stehen ihm zum einen in der hausinternen Bibliothek Broschüren und Lehrfilme zur Verfügung. Zum anderen werden einmal wöchentlich Gesprächsabende mit anderen am Herzen erkrankten Patienten organisiert.
>
> Schulung: Die schulenden Anteile umfassen alles, was nötig ist, um Herrn Wagner zur Gewichtsabnahme zu motivieren sowie Techniken und Übungen, die ihm helfen, ein gezieltes Bewegungstraining durchzuführen und eine gesundheitsförderliche Lebensweise anzustreben. Auf Wunsch kann das auch ein Kochkurs sein, ein Entspannungstraining, ein Kurs zum Stressabbau oder das Erlernen der selbstständigen Durchführung der Blutdruckkontrolle mit dem Wissen, wie dieser positiv zu beeinflussen ist und wann welche Konsequenzen zu ziehen sind.
>
> Beratung: Die Beratung bezieht sich auf die individuellen Probleme von Herrn Wagner. Das kann die Akzeptanz betreffen, die er der neuen Situation entgegenbringt, die Unsicherheit oder Angst davor, einen weiteren Infarkt zu provozieren, aber auch Probleme, die im Zusammenhang mit seiner Berufsausübung stehen. Die Beratungsgespräche entstehen auf Grund des konkreten Beratungsbedarfs, der von den Pflegenden erfasst wird.

1.3 Dimensionen der Beratungskompetenz

Fachliches Wissen allein reicht nicht aus, um eine professionelle Beratung anbieten zu können. Im Gegenteil – das Fachwissen muss sogar oftmals zurücktreten, damit dem Verstehen der Situation ausreichend Raum gegeben werden kann. Eine qualitativ hochwertige Beratung ist deshalb mindestens an zwei Stellen verortet. Sie basiert einerseits auf einer sogenannten feldspezifischen Wissensbasis, die sich je nach Disziplin bzw. Arbeitsbereich unterscheidet, und andererseits auf einer von diesem Bereich unabhängigen Kompetenzbasis.

In der Beratung fachlich kompetent sein heißt, über fachspezifisches Wissen zur jeweiligen Problemlage zu verfügen, auf konkrete Fragestellungen der Klienten mit Fachwissen reagieren und die Situation deuten zu können. Die feldunabhängige Kompetenz bezieht sich z.b. auf Fähigkeiten in der Kommunikation und Interaktion sowie auf Beratungsstrategien etc. und dient dazu, die Beratung professionell zu gestalten. Diese Fähigkeiten bilden den kommunikativen und prozessorientierten Rahmen. Berater müssen wissen, wie sie eine Vertrauensbasis aufbauen, wie sie Gespräche führen, ob sie eher lenkend oder unterstützend vorgehen, wann sie Ressourcen ermitteln, wie sie Veränderungen anstoßen und wie sie mit Widerständen oder Konflikten umgehen.

Orientiert an der beruflichen Handlungskompetenz, die in der Pflegeausbildung als Ziel angestrebt wird, können die zu erwerbenden Fähigkeiten für die Beratung noch weiter differenziert und folgenden vier Bereichen zugeordnet werden: der Fachkompetenz [→Kap. 1.3.1], der sozialen Kompetenz [→Kap. 1.3.2], der personalen Kompetenz [→Kap. 1.3.3] und der Methodenkompetenz [→Kap. 1.3.4]. Die jeweiligen Kompetenzen lassen sich ohne Anspruch auf Vollständigkeit und mit dem Wissen, dass die Grenzen in der Beratungspraxis fließend sind, folgendermaßen beschreiben:

1.3.1 Fachliche Kompetenz

Fachliche Kompetenz übertragen auf das Beratungshandeln bedeutet, die professionell Pflegenden verfügen über ein fundiertes Wissen, das die Grundlage ihrer Beratung bildet. Eine hohe Fachexpertise und berufliche Erfahrung in dem entsprechenden Arbeitsbereich ermöglichen, situativ auf die jeweilige Person zu reagieren und die Situation entsprechend deuten zu können.

Das Ausmaß bzw. die Tiefe der nötigen Fachexpertise hängt allerdings von dem jeweiligen Kontext ab, in dem die Beratung stattfindet. Ein hohes Maß an **fachlichem Spezialwissen** kann z.B. die Beratung eines Patienten nach einer Organtransplantation erfordern oder auch die Anleitung eines Patienten zur Tracheostomapflege nach einer Kehlkopfentfernung.

Für eine Beratung im Rahmen der Überleitung in die häusliche Pflege hingegen ist mehr der **Überblick** über viele pflegerelevante Pflegethemen notwendig oder das Wissen über Leistungsansprüche und weniger ein medizinisches Detailwissen. In beiden Fällen gilt aber, sich auf aktuelles wissenschaftsbasiertes Wissen zu beziehen und in der Lage zu sein, das Fachwissen auf den speziellen Fall anzuwenden.

Zur fachlichen Dimension der Beratungskompetenz zählen des Weiteren die berufliche Erfahrung mit pflegerischen und therapeutischen Konzepten sowie ein **professionelles Selbstverständnis**, das sich an aktuellen Pflege- und Beratungskonzepten orientiert. Dieses Selbstverständnis veranlasst die Pflegenden dazu, sich bei der Beratung auf pflegerische Leitgedanken [→Kap. 2.3.2] wie Lebenswelt- und Ressourcenorientierung, Gesundheitsförderung oder Patientenorientierung zu beziehen.

1.3.2 Soziale Kompetenz

Soziale Kompetenz, verstanden als die Fähigkeit, Beziehungen zu anderen Menschen aufzubauen und empathisch zu sein, spielt bei der Beratung eine besonders große Rolle. Sie zeigt sich folgendermaßen:

- Um eine förderliche und vertrauensvolle Beziehung aufzubauen, ist es nötig, den zu Beratenden, entsprechend den Prinzipien von Carl Rogers [→Kap. 2.1.1], **respektvoll, empathisch** und **authentisch** zu begegnen.
- Will sich der Berater am Alltag, an der Lebenswelt und an der Erlebnisperspektive des Patienten orientieren, muss er in der Lage sein, die **Perspektive des Gegenübers einzunehmen**, seine Welt zu verstehen, sich dafür zu interessieren und Anteilnahme zu zeigen. Diese Fähigkeit entspricht im Wesentlichen dem Empathieverständnis der Pflegewissenschaftlerin Claudia Bischoff-Wanner und ihrem für die Pflege entwickelten Begriff der kognitiven Empathie. Hilfreich und förderlich ist in diesem Zusammenhang die Fähigkeit, das Erzählen anzuregen und aufmerksam **zuhören** zu können.
- Auch die **ganzheitliche Wahrnehmung** und die **Intuition**, die es Pflegenden mit viel Erfahrungshintergrund oft ermöglichen, direkt auf den Kern eines Problems zu stoßen, sind hier als Kompetenzen einzuordnen.
- Ein weiterer Schwerpunkt liegt neben der Interaktionsfähigkeit auf der Fähigkeit und Bereitschaft zu kooperieren. **Kooperation** als Beratungsintervention ist die Voraussetzung dafür, dem Anspruch der Autonomieförderung gerecht zu werden. Nur im gemeinsamen Problemlöseprozess wird die Mitverantwortung des Patienten unterstützt und kann er Verantwortung übernehmen.

1 Beratung als pflegerische Aufgabe

- Aber auch außerhalb der konkreten Beratungssituation unter vier Augen spielt die Kooperation eine wichtige Rolle. Da Beratung besonders im Krankenhaus meist im Kontext eines interprofessionellen Teams stattfindet, an dem Pflegende, Sozialarbeiter, Ärzte, Physiotherapeuten oder Ergotherapeuten teilhaben, ist die **Zusammenarbeit mit anderen Berufsgruppen** besonders wichtig. Unterstützend und beratend im Sinne der Patienten tätig zu sein heißt auch, die eigene Sichtweise und die Anliegen der Patienten oder Angehörigen im Team darzustellen, die Ziele der Pflege gut zu vertreten sowie nach Anknüpfungspunkten bei den Zielen der anderen Professionen zu suchen.
- Nicht zuletzt, sondern im Besonderen müssen Pflegende, die beratend tätig sind, über **kommunikative Fähigkeiten** verfügen, die es ihnen ermöglichen, Gespräche gezielt zu initiieren, zu leiten und zu beenden. Was auf den ersten Blick als Selbstverständlichkeit erscheint, erweist sich in der Praxis nicht selten als Herausforderung. Der Berater muss häufig spontan in der Situation die richtigen Worte finden oder auch nonverbal kommunizieren. Zudem sollte er die Fähigkeit besitzen, sich so auszudrücken, dass er von seinem Gegenüber verstanden wird. Er kann dabei konfrontiert sein mit Patienten, bei denen die Sprachfähigkeit reduziert ist, z.B. nach einem Schlaganfall, oder mit Patienten, die verminderte kognitive Leistungen besitzen, was die Herausforderung noch erhöht.
- Es gibt weder homogene Patientengruppen noch standardisierten genau nach Plan verlaufende Beratungsgespräche. Sondern Beratung findet individuell in der Interaktion und in einer ganz bestimmten Situation statt. Daher verlangt diese Aufgabe außerdem Offenheit, **Flexibilität** und die Fähigkeit, sowohl mit Widerständen als auch mit Kommunikationsstörungen umgehen zu können.

1.3.3 Personale Kompetenz

Personale Kompetenz bezieht sich auf die Persönlichkeit, auf die Stabilität im Umgang mit beruflichen Belastungen und auf die Reflexionsfähigkeit. In der Beratung spiegelt sich die Reflexionsfähigkeit insbesondere in der Haltung der beratenden Person wider, die sie gegenüber dem Ratsuchenden einnimmt.

- Beratung, die Selbstbestimmung als leitendes Prinzip hat und die zu Beratenden als Experten ihres Alltags wahrnimmt, verlangt nach **Akzeptanz fremder Werte**, Zielvorstellungen oder Lebensmodelle. Um diesem Anspruch zu genügen und eine wertschätzende und authentische Haltung gegenüber dem Patienten einnehmen zu können, ist es erforderlich, die **persönliche Einstellung zu reflektieren**. Das bedeutet, sich der eigenen Werte und Zielvorstellungen bewusst zu werden sowie sich mit existenziellen und ethischen Fragen auseinanderzusetzen. Die Beratung wird beeinflusst durch die individuelle Prioritätensetzung des Beraters und ist geprägt vom erworbenen Erfahrungsschatz.
- Darüber hinaus erweist es sich in der Beratung als hilfreich, über eine gewisse **Frustrationstoleranz** zu verfügen, um mit divergierenden Erwartungen in der Beratung umgehen zu können. Der Beratungsbedarf, den Pflegende aus ihrer Expertenperspektive wahrnehmen, entspricht nicht in jedem Fall den Beratungsbedürfnissen des Patienten oder Angehörigen, was zu Widerständen und unter Umständen zur Ablehnung der geplanten Beratung führen und den Berater zur Umorientierung zwingen kann.

- Die Fähigkeit, **Balance zwischen Nähe und Distanz** zu halten, spielt für die Pflege und somit auch für die Beratung eine bedeutende Rolle. Um Vertrauen für die Beratung zu schaffen, wird versucht, Nähe herstellen. Diese Nähe bedeutet aber auch Nähe zum Krank-Sein, zum Sterben oder zu Gebrechlichkeit und kann dadurch ein großes Belastungspotenzial für die Pflegenden darstellen. Kompetent in der Beratung handeln heißt in diesem Fall, die eigenen Grenzen zu erkennen und sich schützen zu können, ohne dabei das Vertrauen des Patienten zu zerstören.
- Nicht zuletzt zeigt sich personale Kompetenz im Zusammenhang mit Beratung auch darin, dass die Entwicklung von Beratungskompetenz als **lebenslanger Lernprozess** verstanden wird und hierfür Möglichkeiten zur Reflexion auf professioneller Ebene, z.B. durch Supervision, eingefordert und Weiterbildungsangebote wahrgenommen werden.

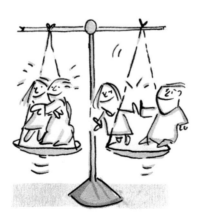

1.3.4 Methodische Kompetenz

Die Methodenkompetenz bezieht sich vor allem auf die professionelle Gestaltung der Beratung und den Einsatz von geeigneten Beratungsstrategien und -methoden. Des Weiteren soll die beratende Pflegekraft in der Lage sein, die Beratung prozessorientiert zu planen, durchzuführen und zu evaluieren.

- Die Wahl der Beratungsstrategien wird bestimmt von dem Kontext, in dem die Beratung stattfindet, von der Person, die beraten werden soll, der Zielsetzung und von dem gewählten Beratungskonzept. Das lässt schlussfolgern, dass Beratung immer ein **vielfältiges Methodenrepertoire** erfordert. Diese Vielfalt umfasst u.a. das aufmerksame Zuhören, Gesprächstechniken wie Paraphrasieren oder Spiegeln, die →Narration, aber auch das Informieren und Schulen. Grundsätzlich gilt es der Situation entsprechend eine Wahl zu treffen zwischen **direktiv lenkenden** Methoden (informieren, Hinweise geben, Vorschläge machen etc.) und **nicht-direktiv unterstützenden**. (fragen, zuhören, verbalisieren).
- Ein weiteres zentrales Element der Methodenkompetenz ist das Verständnis, dass Beratung ein **Problemlöseprozess** ist, der entsprechend gestaltet werden muss. Die einzelnen Phasen oder Schritte unterscheiden sich bei den verschiedenen Beratungsansätzen in der Ausgestaltung. Doch es geht in jedem Fall darum, die einzelnen Phasen am individuellen Bedarf und somit klientenorientiert auszurichten und als Berater in den verschiedenen Phasen unterschiedliche Aufgaben wahrzunehmen.
- Um die individuellen Beratungsbedarfe bzw. -bedürfnisse in ihrer Komplexität zu erfassen und Beratungsanlässe zu erkennen, bedarf es der Fähigkeit zum →diagnostischen Denken und zur Deutung des individuellen Falles im Sinne des →**hermeneutischen Fallverstehens**.

1 Beratung als pflegerische Aufgabe

- Liegt der Schwerpunkt der Beratung mehr im Bereich der Wissensvermittlung oder des Trainings von Fertigkeiten, dann besteht eine weitere Anforderung darin, die Schulungen oder Anleitungen nach pädagogisch-didaktischen Grundsätzen zu planen, durchzuführen und auszuwerten. Zur Durchführung muss der Berater bzw. Anleiter über **Anleite-, Moderations- oder Präsentationsmethoden** verfügen.
- Die Fähigkeit, sich gezielt zu informieren – also **aus der Informationsfülle auszuwählen** und sie in Bezug zum eigenen Problemzusammenhang zu setzen – benötigt der Berater einerseits als Experte, um selbst gut informiert zu sein, und andererseits als Vermittler, um diese Fähigkeit ggf. an den zu Beratenden weiterzugeben.

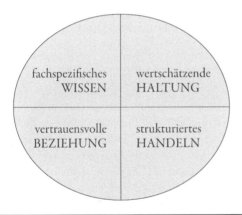

Die vier Dimensionen der Beratungskompetenz

1.4 Qualifizierung für eine anspruchsvolle Aufgabe

Die bisherigen Ausführungen zeigen die Komplexität pflegerischer Beratung und lassen die Herausforderungen, die damit für Pflegende verbunden sind, erahnen. Im Kapitel 3 wird dies durch die Darstellung der sehr unterschiedlichen Handlungsfelder und Beratungssituationen noch deutlicher. Langfristig braucht Pflegeberatung auf Grund der hohen Kompetenzanforderungen einen wissenschaftlichen Hintergrund und eine entsprechend fundierte Qualifizierung, die im Rahmen einer akademischen Pflegeausbildung umgesetzt werden soll.

Gleichzeitig ist es wichtig, die Kompetenz der derzeitig Pflegenden zu nutzen und eine Qualifizierung in Form von Weiterbildungen anzubieten, um Beratung zeitnah als professionelle Dienstleistung in der Pflegepraxis umsetzen zu können.

1.4.1 Qualifizierung auf unterschiedlichen Ebenen

Für die Qualifizierung der zukünftig Pflegenden im Rahmen der akademischen Ausbildung existieren inzwischen unterschiedliche Ansätze in den Modellen der pflegebezogenen Bachelor- und Masterstudiengänge. Beratung wird in den verschiedenen Studiengängen entweder als Modul oder sogar als Studienschwerpunkt angeboten.

Beratungskompetenz ist allerdings auch für die dreijährige Ausbildung an Schulen für Gesundheits- und Kranken-/Kinderkrankenpflege sowie an Altenpflegeschulen als Ziel vorgegeben. Um diesen Ausbildungsweg durchlässig für mögliche Weiterentwicklungen zu machen, liegt es nahe bei der Förderung von Beratungskompetenz an unterschiedliche Qualifizierungsstufen zu denken und sich an dem von der Pflegedidaktikerin Ingrid Darmann-Finck angeregten Qualifizierungsmodell für die Pflege zu orientieren. In diesem Modell werden drei zentrale Zieldimensionen betrachtet – Regelwissen, Fallverstehen und die gesellschaftliche Dimension von Pflege – und auf die unterschiedlichen Qualifikationsstufen bezogen.

1 Beratung als pflegerische Aufgabe

Übertragen auf die Pflegeberatung können die Schwerpunkte dem Modell entsprechend folgendermaßen gesetzt werden:

- Qualifizierungsstufe 1:
  Pflegeberatung im Pflegeprozess, Schulungen auf der Mikroebene (Pflegefachkräfte)
- Qualifizierungsstufe 2:
  Pflegeberatung im Rahmen des Care und Case Managements, Entwicklung von speziellen Beratungsangeboten und Schulungskonzepten (Bachelorausbildung)
- Qualifizierungsstufe 3:
  Forschung und Theorieentwicklung zur Pflegeberatung (Masterausbildung)

Auf der ersten Qualifizierungsstufe wird der Erwerb eines fundierten Hintergrundwissens zur Pflegeberatung sowie dessen Umsetzung ermöglicht und vor allem Handlungssicherheit in Kommunikations- und Interaktionsprozessen und in Bezug auf die Selbstreflexion gefördert. Die Schüler lernen hier, Beratungsbedürfnisse zu erkennen und Deutungen der Patienten zu erfassen.

Darauf aufbauend sind auf der Stufe zwei – in der Bachelorausbildung – die zielgruppenbezogene Beratung und das Fallmanagement anzustreben. Die Studierenden erwerben grundlegende Handlungskompetenz in Bezug auf die Fallarbeit, um zielgruppenbezogen und fallspezifisch beraten zu können.

Im Masterstudiengang setzen sich die Studenten intensiv mit der theoretischen Ebene von Beratung auseinander: Forschung zu Beratungsbedarfen bei speziellen Personengruppen oder zur Messung des Erfolgs pflegerischer Beratung und Weiterentwicklung von pflegerischen Beratungsansätzen.

Die Förderung von Beratungskompetenz in der dreijährigen Ausbildung zur Gesundheits- und Kranken-/Kinderkrankenpflegerin oder zur Altenpflegerin orientiert sich diesem Modell entsprechend an der ersten Qualifzierungsstufe.

1.4.2 Berufliche Weiterbildung

Neben den dargestellten Entwicklungen im Ausbildungsbereich besteht aktuell ein großer Qualifizierungsbedarf bei den Pflegekräften, in deren Ausbildung Beratung noch nicht als pflegerische Kernaufgabe und als Ausbildungsziel vorgegeben war. Wenn Beratung auch in nächster Zeit nicht dem Zufall bzw. dem Können einzelner Pflegekräfte überlassen bleiben soll, gilt es, für diese Zielgruppe ein gutes Qualifizierungsangebot in Form von Fort- bzw. Weiterbildungen aufzustellen und sie in die aktuellen Entwicklungen einzubinden.

Weiterbildung für die Beratung im Pflegeprozess

Ziel der Weiterbildung für Pflegefachkräfte sollte sein, Beratung als neuen Aufgabenschwerpunkt in das berufliche Handeln zu integrieren, Beratung professionell umsetzen zu können und hierfür Sicherheit zu erlangen. Neben der Beratung von Pflegebedürftigen und deren Angehörigen haben Pflegende und vor allem Praxisanleiter auch die Aufgabe, an der Ausbildung zu Beratungsaufgaben mitzuwirken, damit die Schüler das Ausbildungsziel [→Kap. 1.5.1] erreichen können. Hierfür ist es erforderlich, an den neuen Entwicklungen teilzuhaben und Kompetenzen zu entwickeln, den schwierigen Theorie-Praxis-Transfer zu unterstützen.

Weiterbildungen, die dieses Ziel verfolgen, werden derzeit mit unterschiedlichen Schwerpunkten und Stundenangaben in den Bildungseinrichtungen angeboten. Häufig geht die Initiative hierzu von den Ausbildungsstätten aus. In der Zusammenarbeit zwischen Theorie und Praxis werden für die Praxisanleiter Fortbildungen zum Thema Beratung initiiert, um Transparenz bei den Ausbildungszielen und -inhalten zu schaffen und den Theorie-Praxis-Transfer zu unterstützen. Andere Ansätze sind, Beratung in den Weiterbildungslehrgang zum Praxisanleiter zu integrieren oder das Thema modular als innerbetriebliche Fortbildung anzubieten.

1 Beratung als pflegerische Aufgabe

Ziel sollte in jedem Fall sein, eine Qualifizierung zu ermöglichen, damit Beratung von allen examinierten Pflegekräften auf vergleichbarem Niveau als Dienstleistung angeboten werden kann und die Auszubildenden Beratung in der Pflegepraxis erlernen sowie Beratungskompetenz entwickeln können.

Unter Berücksichtigung der vorhandenen Kompetenzen bei den examinierten Pflegekräften sind in Anlehnung an curriculare Vorgaben in der Pflegeausbildung ca. 40 Stunden für eine Qualifizierungsmaßnahme zum Erwerb von Basiskompetenzen zur Beratung zu empfehlen. Vorausgesetzt werden hierbei Kenntnisse in Kommunikation und Gesprächsführung, die Pflegende in ihrer Ausbildung erlernt haben und worin sie in der beruflichen Praxis entsprechende Kompetenzen entwickeln konnten. Inhaltlich sollte die Weiterbildung an die Ausbildungsinhalte anknüpfen und damit eine Einheit bilden.

Weiterbildung in Care und Case Management

Eine Spezialisierung und Weiterentwicklung im Bereich der Patienten- und Angehörigenberatung in Richtung Qualifizierungsstufe 2 [→Kap. 1.4.1] kann im Rahmen eines berufsbegleitenden Studiums oder einer Weiterbildung in Care und Case Management erlangt werden. Orientiert sich diese Weiterbildung an den Empfehlungen der Deutschen Gesellschaft für Care und Case Management (DGCC), dann qualifiziert sie unter anderem dazu, eine umfassende Pflegeberatung im Sinne des Fallmanagements durchzuführen, wie es das seit 01.07.2008 in Kraft getretene Pflege-Weiterentwicklungsgesetz (PflWG) vorsieht. Die Pflegekassen sind danach verpflichtet, neutrale und unabhängige Pflegeberater für die individuelle Beratung der Versicherten und zur Hilfeleistung bereitzustellen.

Auf Länderebene hat das PflWG die Möglichkeit geschaffen, hierfür Pflegestützpunkte [→Kap. 3.6] einzurichten, damit die Beratung dort durch qualifizierte Fachkräfte entsprechend dem §7a SGB XI [→Kap. 1.5] zeitnah, wohnortnah und im Sinne des Fallmanagements erfolgen kann.

Pflegeberaterin /Pflegeberater nach §7a SGB XI

Einen verhältnismäßig großen Umfang nehmen demzufolge aktuell die Weiterbildungsangebote ein, die sich auf den §7a des elften Sozialgesetzbuches [→Kap. 1.5] beziehen. Er regelt den Anspruch der Versicherten auf Aufklärung und Beratung und verpflichtet die Pflegekassen zur Bereitstellung dieser Beratung und zur Sicherstellung einer Zusatzqualifikation für die ausführenden Fachkräfte. Als geeignet für die Pflegeberatung werden drei Berufsgruppen genannt und eine der folgenden Grundqualifikationen vorausgesetzt:

- Pflegeausbildung (Gesundheits- und Kranken-/Kinderkrankenpflege, Altenpflege)
- Ausbildung zum Sozialfachangestellten
- abgeschlossenes Studium der sozialen Arbeit

Daran soll sich die Zusatzqualifizierung anschließen. Die konkrete Ausgestaltung der Anforderungen hierfür wurde an den Spitzenverband Bund der Pflegekassen (GKV-Spitzenverband) übertragen. Zulassungsvoraussetzung sind Kenntnisse in Kommunikation und Gesprächsführung, Moderation und Verhandlungstechniken mit anderen Leistungserbringern. Werden sie nicht nachgewiesen, können diese Kenntnisse zusätzlich zu den anderen Inhalten in der Weiterbildung erworben werden. Für die Berufsgruppen ohne Pflegeerfahrung ist ein insgesamt dreiwöchiges Pflegepraktikum vorgegeben, das bezweckt, Eindrücke des Pflegealltags zu vermitteln.

Die Inhalte der Weiterbildungen beruhen auf den genannten Empfehlungen des GKV-Spitzenverbandes. Dementsprechend umfassen die Weiterbildungsangebote alle mindestens 400 Stunden und setzen sich zusammen aus den Modulen

- Pflegefachwissen,
- Case Management und
- Recht.

1 Beratung als pflegerische Aufgabe

Das Thema Beratung ist mit vielen anderen Themen unter dem Punkt Pflegefachwissen subsumiert und bei diesen groben inhaltlichen Vorgaben nicht seiner Bedeutung entsprechend repräsentiert. Eine weitergehende Gewichtung dieses Themenbereichs obliegt den jeweiligen Anbietern der Weiterbildungsmaßnahme. Dementsprechend unterscheiden sich die Angebote sowohl inhaltlich als auch beim tatsächlichen Stundenumfang und infolgedessen auch bei den Kosten.

Als Ergebnis der Zusatzqualifikation können Pflegeberater nach §7a SGB XI den Pflegebedürftigen und ihren Angehörigen für Fragen rund um das Thema der pflegerischen Versorgung und als Lotsen im Gesundheitswesen zur Verfügung stehen. Eine Qualifizierung in diesem Sinne ermöglicht es unter anderem, beratend als Beschäftigte einer Pflegekasse tätig zu sein oder freiberuflich als Pflegeberaterin in deren Auftrag zu arbeiten.

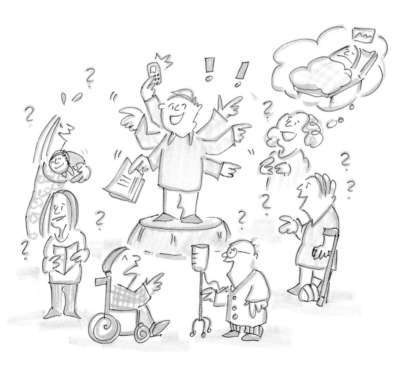

1.5 Gesetzliche Regelungen zur Pflegeberatung

Die demografischen und gesellschaftlichen Veränderungen, die gesundheitspolitischen Zielsetzungen und die dadurch stetig wachsenden Beratungsbedarfe haben dazu geführt, dass zahlreiche Gesetze im Zusammenhang mit der Pflegeberatung geschaffen wurden. Sowohl in den Sozial- als auch in den Ausbildungsgesetzen nimmt Beratung einen hohen Stellenwert ein.

1.5.1 Ausbildungsgesetze

Beratung und Anleitung sind sowohl im neuen Altenpflegegesetz (AltPflG) als auch im Krankenpflegegesetz (KrPflG), die 2003 und 2004 in Kraft traten, als *eigenständige pflegerische Aufgabe* und als *Ausbildungsziel* verankert. Die dazugehörigen Ausbildungs- und Prüfungsverordnungen (APrV) legen darüber hinaus Beratung und Anleitung als Prüfungsbestandteil für die mündliche und praktische Prüfung fest.

§3 Krankenpflegegesetz
Dieser Paragraf führt Beratung als Ausbildungsziel unter dem eigenverantwortlichen Aufgabenbereich der Pflege auf. Die Ausbildung soll befähigen zur eigenständigen Ausführung von

„Beratung, Anleitung und Unterstützung von zu pflegenden Menschen und ihrer Bezugspersonen in der individuellen Auseinandersetzung mit Gesundheit und Krankheit ..."
— *KrPflG 2003, §3 Abs. 2, Nr. 1c*

In der entsprechenden Ausbildungs- und Prüfungsverordnung (KrPflAPrV 2003) sind die Inhalte und Ziele der praktischen und theoretischen Ausbildung zum Thema Beratung im Themenbereich 3 folgendermaßen formuliert:

„Unterstützung, Beratung und Anleitung in gesundheits- und pflegerelevanten Fragen fachkundig gewährleisten"
— *KrPflAPrV 2003, Anlage 1 zu §1 Abs.1*

1 Beratung als pflegerische Aufgabe

Daran schließt sich eine konkrete Zielbeschreibung an, die aufführt, wozu die Lernenden im Einzelnen zu befähigen sind. Diese Zielvorgaben deuten den Förderaspekt und die unterstützende Funktion pflegerischer Beratung an, was darauf hinweist, dass die hier gemeinte Beratung weit mehr umfasst als Informationsweitergabe.

Beratung, Anleitung und Unterstützung im Zusammenhang mit Gesundheitsvorsorge bzw. -förderung und der Bewältigung von Krankheit oder Altersgebrechlichkeit nehmen dadurch in der Pflege einen neuen Stellenwert ein.

§3 Altenpflegegesetz

Dieser Paragraf beschreibt in den Ausbildungszielen Beratungskompetenz ebenfalls als selbstständige und eigenverantwortliche Aufgabe. Beratung, Begleitung und Betreuung alter Menschen umfassen demnach insbesondere

„die Betreuung und Beratung alter Menschen in ihren persönlichen und sozialen Angelegenheiten ..." — *AltPflG 2000, §3, Nr. 8*	„die Anleitung, Beratung und Unterstützung von Pflegekräften, die nicht Pflegefachkräfte sind ..." — *AltPflG 2000, § 3, Nr. 7*
„die Anregung und Begleitung von Familien- und Nachbarschaftshilfe und die Beratung pflegender Angehöriger ..." — *AltPflG 2000, § 3, Nr. 10*	

Hier wird deutlich, dass sich Beratungs- und Anleitungstätigkeit nicht nur auf die Pflegebedürftigen bezieht, sondern auch auf die Bezugspersonen und nicht ausgebildeten Helfer (z.B. Ehrenamtliche).

1.5.2 Sozialgesetze

In den Sozialgesetzbüchern ist Beratung an mehreren Stellen ausdrücklich als Hilfsangebot zur Bewältigung von Pflegebedürftigkeit verankert. Hierin sind zum einen die Ansprüche der Versicherten auf Beratung festgelegt, die Zuständigkeiten geregelt aber auch die Aufgaben der Krankenkassen und Pflegekasse beschrieben sowie nötige Voraussetzungen und Rahmenbedingungen für die Beratung formuliert. Die folgenden Ausführungen beziehen sich auf eine Auswahl der wichtigsten Bestimmungen zum Thema Beratung aus den Sozialgesetzbüchern V und XI und aus dem Gesetz zur Weiterentwicklung der Pflegeversicherung (PfWG 2008).

Sozialgesetzbuch V – Krankenversicherung
§1 SGB V – Solidarität und Eigenverantwortung
regelt den **Anspruch auf Beratung** durch die gesetzlichen Krankenkassen folgendermaßen:

„Die Krankenversicherung als Solidargemeinschaft hat die Aufgabe, die Gesundheit der Versicherten zu erhalten, wiederherzustellen oder ihren Gesundheitszustand zu bessern. Die Versicherten sind für ihre Gesundheit **mitverantwortlich**; sie sollen durch eine gesundheitsbewusste Lebensführung, durch frühzeitige Beteiligung an gesundheitlichen Vorsorgemaßnahmen sowie durch aktive Mitwirkung an Krankenbehandlung und Rehabilitation dazu beitragen, den Eintritt von Krankheit und Behinderung zu vermeiden oder ihre Folgen zu überwinden. Die Krankenkassen haben den Versicherten dabei durch Aufklärung, Beratung und Leistungen zu helfen und auf gesunde Lebensverhältnisse hinzuwirken."

Aber auch die Mitverantwortung der Versicherten für ihre Gesundheit wird darin betont. Durch Beratung und Aufklärung sollen die Versicherten zu einer gesundheitsbewussten Lebensführung und zur aktiven Mitwirkung an der Behandlung motiviert werden. Die Krankenkassen setzen die gesundheitliche Aufklärung meist in Form von Broschüren oder über ihre Internetportale um und die Beratung zu Leistungsansprüchen über Sozialversicherungsangestellte.

1 Beratung als pflegerische Aufgabe

§43 SGB V – Ergänzende Leistungen zur Rehabilitation
bezieht sich unter anderem auf den **Anspruch auf Schulungsmaßnahmen** für chronisch kranke Menschen und ihre Angehörigen.

„(1) Die Krankenkasse kann ... als ergänzende Leistungen ...
2. wirksame und effiziente Patientenschulungsmaßnahmen für chronisch Kranke erbringen; Angehörige und ständige Betreuungspersonen sind einzubeziehen, wenn dies aus medizinischen Gründen erforderlich ist ..."

Sozialgesetzbuch XI – Pflegeversicherung

Im Pflegeversicherungsgesetz SGB XI wurde Beratung gesetzlich eindeutig als pflegerische Aufgabe beschrieben und gleichzeitig ein Auftrag der Leistungserbringer zur Pflegeberatung festgelegt und differenziert ausgewiesen.

§7 SGB XI – Aufklärung und Beratung
regelt den Anspruch auf Beratung zur gesunden und der Pflegebedürftigkeit vorbeugenden Lebensführung durch die soziale Pflegeversicherung. Der im Weiteren beschriebene **Anspruch auf eine umfassende Pflegeberatung** bezieht sich sowohl auf die Versicherten als auch auf ihre Angehörigen.

„(1) Die Pflegekassen haben die Eigenverantwortung der Versicherten durch Aufklärung und Beratung über eine gesunde, der Pflegebedürftigkeit vorbeugende Lebensführung zu unterstützen und auf die Teilnahme an gesundheitsfördernden Maßnahmen hinzuwirken.
(2) Die Pflegekassen haben die Versicherten und ihre Angehörigen und Lebenspartner in den mit der Pflegebedürftigkeit zusammenhängenden Fragen, insbesondere über die Leistungen der Pflegekassen sowie über die Leistungen und Hilfen anderer Träger, zu unterrichten und zu beraten. Mit Einwilligung des Versicherten haben der behandelnde Arzt, das Krankenhaus, die Rehabilitations- und Vorsorgeeinrichtungen sowie die Sozialleistungsträger unverzüglich die zuständige Pflegekasse zu benachrichtigen, wenn sich der Eintritt von Pflegebedürftigkeit abzeichnet oder wenn Pflegebedürftigkeit festgestellt wird ..."

Auch in diesem Gesetz wird die Eigenverantwortung der Versicherten deutlich hervorgehoben. Sie soll durch Aufklärung und Beratung gefördert werden und Gesundheitsförderung als Zielsetzung haben (Abs. 1). Auf den Umfang der Pflegeberatung weist der Absatz 2 hin: Die Versicherten und ihre Angehörigen sollen zu allen Fragen, die mit der Pflegebedürftigkeit zusammenhängen, beraten werden. Das betrifft auch die Leistungen der jeweiligen Pflegekasse sowie Leistungen und Hilfen anderer Träger. Im Absatz 4 wird ausdrücklich betont, dass die Beratung neutral und unabhängig erfolgen muss, wenn die Aufgabe an Beratungsanbieter übertragen wird.

§37 (3) SGB XI – *Beratungsbesuch*

Der §37 SGB XI enthält Regelungen, die im Zusammenhang mit „Pflegegeld für selbst beschaffte Pflegehilfen" stehen. Im Absatz 3 erhalten Pflegende, die im ambulanten Bereich tätig sind, damit einen **gesetzlichen Auftrag zur Beratung**:

„(3) Pflegebedürftige, die Pflegegeld nach Absatz 1 beziehen, haben
1. bei Pflegestufe I und II einmal halbjährlich,
2. bei Pflegestufe III einmal vierteljährlich
eine Beratung in der eigenen Häuslichkeit durch eine zugelassene Pflegeeinrichtung oder, sofern dies durch eine zugelassene Pflegeeinrichtung vor Ort nicht gewährleistet werden kann, durch eine von der Pflegekasse beauftragte, jedoch von ihr nicht angestellte Pflegefachkraft abzurufen. Die Beratung dient der Sicherung der Qualität der häuslichen Pflege und der regelmäßigen Hilfestellung und praktischen pflegefachlichen Unterstützung der häuslich Pflegenden … Pflegebedürftige, bei denen ein erheblicher Bedarf an allgemeiner Beaufsichtigung und Betreuung nach §45a festgestellt ist, sind berechtigt, den Beratungseinsatz innerhalb der in Satz 1 genannten Zeiträume zweimal in Anspruch zu nehmen."

1 Beratung als pflegerische Aufgabe

Pflegeberatung ist hier als „Pflichtberatung" für Leistungsempfänger bzw. deren Pflegende konzipiert. Der Pflegebedürftige muss einen Beratungsbesuch in seiner häuslichen Umgebung zulassen. Nehmen die Versicherten dieses Beratungsangebot nicht in Anspruch, ist mit Sanktionen seitens der Pflegekasse zu rechnen.

§45 SGB XI – Pflegekurse für Angehörige
Im §45 SGB XI fordert der Gesetzgeber von den Pflegekassen, dass sie in Kooperation mit Pflegediensten oder Bildungseinrichtungen Schulungen für Angehörige und ehrenamtlich Tätige anbieten.

„(1) Die Pflegekassen sollen für Angehörige und sonstige an einer ehrenamtlichen Pflegetätigkeit interessierte Personen Schulungskurse unentgeltlich anbieten, um soziales Engagement im Bereich der Pflege zu fördern und zu stärken, Pflege und Betreuung zu erleichtern und zu verbessern sowie pflegebedingte körperliche und seelische Belastungen zu mindern. Die Kurse sollen Fertigkeiten für eine eigenständige Durchführung der Pflege vermitteln. Die Schulung soll auch in der häuslichen Umgebung des Pflegebedürftigen stattfinden."

Gesetz zur Weiterentwicklung der Pflegeversicherung (PfWG)

Mit dem Pflege-Weiterentwicklungsgesetz vom 1. Juli 2008 wurden die gesetzlichen Grundlagen zur Pflegeversicherung SGB XI reformiert. Neben strukturellen Veränderungen ging es vor allem darum, die Lebenssituation der Betroffenen durch eine Stärkung der Versorgung im häuslichen Bereich zu verbessern.

Im Zusammenhang mit dem Thema Beratung sind hier vor allem der §7a „Pflegeberatung" (als Erweiterung des bestehenden §7 SGB XI) interessant und der §92c, der sich auf die Einrichtung von Pflegestützpunkten bezieht.

§7 a SGB XI – Pflegeberatung

Mit dem §7a wurde ab dem 01.01.2009 ein einklagbarer Anspruch der Versicherten auf **individuelle Beratung** durch eine Pflegeberaterin eingeführt. Er besteht bereits bei der Antragsstellung auf Leistungen nach dem SGB XI, sobald ein Hilfe- und Beratungsbedarf erkennbar wird.

Ziel ist, dass pflege- und hilfebedürftige Menschen sowie ihre Angehörigen das richtige Maß an Unterstützung bekommen, welches sie befähigt, ein Maximum an Unabhängigkeit und Kontrolle über das eigene Leben zu erreichen oder zu bewahren. Diese Unterstützung soll durch eine individuelle Pflegeberatung sichergestellt werden, was ein umfassendes Fall- oder Case Management notwendig macht.

Die Pflegekassen werden durch den §7a SBG XI verpflichtet zur Bereitstellung dieser Beratung und zur Sicherstellung der Qualifizierung der ausführenden Fachkräfte. Die Pflegeberater sollen Mitarbeiter der Pflegekasse und an einen **Pflegestützpunkt** angegliedert sein. Als geeignete Berufsgruppen hierfür werden Pflegefachkräfte, Sozialversicherungsangestellte oder Sozialarbeiter mit Zusatzqualifikation genannt.

Die **Aufgaben der Pflegeberatung** sind in Absatz 1 beschrieben:

„1. den Hilfebedarf unter Berücksichtigung der Feststellungen der Begutachtung durch den Medizinischen Dienst der Krankenversicherung systematisch zu erfassen und zu analysieren,

2. einen individuellen Versorgungsplan mit den im Einzelfall erforderlichen Sozialleistungen und gesundheitsfördernden, präventiven, kurativen, rehabilitativen oder sonstigen medizinischen sowie pflegerischen und sozialen Hilfen zu erstellen,

3. auf die für die Durchführung des Versorgungsplans erforderlichen Maßnahmen einschließlich deren Genehmigung durch den jeweiligen Leistungsträgerhinzuwirken,

4. die Durchführung des Versorgungsplans zu überwachen und erforderlichenfalls einer veränderten Bedarfslage anzupassen sowie

5. bei besonders komplexen Fallgestaltungen den Hilfeprozess auszuwerten und zu dokumentieren."

1 Beratung als pflegerische Aufgabe

Im Absatz 4 wird gefordert, die Verfügbarkeit von Pflegeberatern in den Pflegestützpunkten sicherzustellen, damit die Aufgaben zeitnah und umfassend wahrgenommen werden können.

§92c – Pflegestützpunkte
Der §92c sieht vor, dass Pflegekassen und Krankenkassen Pflegestützpunkte einrichten, um die wohnortnahe Beratung, Versorgung und Betreuung der Versicherten zu gewährleisten. Die Verpflichtung hierzu besteht aber erst dann, wenn die oberste Landesbehörde das bestimmt (Abs. 1). Somit liegt die Entscheidungskompetenz, ob und in welchem Umfang die Pflege- und Krankenkassen verpflichtet werden, Pflegestützpunkte einzurichten, bei den jeweiligen Bundesländern.

Zu den in Absatz 2 festgelegten Aufgaben der Pflegestützpunkte gehören
- die umfassende und unabhängige Auskunft und Beratung von pflegebedürftigen Menschen und ihren Angehörigen über möglicherweise bestehende Sozialleistungsansprüche und weitere Hilfsangebote,
- die Koordinierung aller für die wohnortnahe Versorgung und Betreuung in Betracht kommenden Hilfs- und Unterstützungsangebote und Hilfe bei der Inanspruchnahme dieser Leistungen sowie
- die Vernetzung aufeinander abgestimmter pflegerischer und sozialer Versorgungs- und Betreuungsangebote.

2 Orientierung an Beratungstheorien und -prinzipien

In Disziplinen wie der Psychologie, der Sozialarbeit oder Sozialpädagogik, in denen Beratung seit Langem etabliert ist, sind zahlreiche Beratungstheorien zu finden, die den jeweiligen Professionen als theoretische Grundlage für ihr Beratungshandeln dienen.

Ebenso braucht die Pflege eine Orientierung an theoretischen Konzepten, um Beratung für sich zu definieren und zu konkretisieren. Ohne diese theoretische Fundierung wird es nicht möglich sein, dem pflegerischen Beratungshandeln den erforderlichen Platz in der Pflegepraxis einzuräumen. Das bedeutet konkret, es ist nötig, die Entwicklung eines professionellen Beratungsverständnisses zu fördern und darauf aufbauend die entsprechenden Rahmenbedingungen zu schaffen und die Finanzierung für Beratung in der Pflege zu sichern.

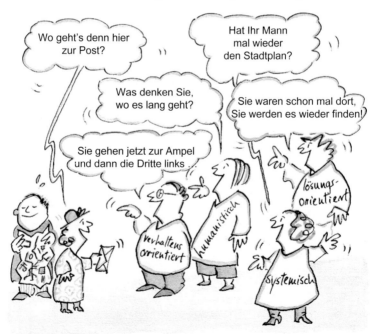

2 Orientierung an Beratungstheorien und -prinzipien

2.1 Beratungsansätze berufsfremder Professionen

Den bisherigen Erkenntnissen der Pflegewissenschaft ist zu entnehmen, dass bestehende Beratungskonzepte aus anderen Fachrichtungen in Teilen durchaus als Orientierung dienen können, auch wenn sie nicht ungeprüft auf die Pflege übertragbar sind.

Im Folgenden werden einige klassische Beratungsansätze ausgewählt und mit ihrer jeweiligen Ausrichtung, den besonderen Merkmalen und dem möglichen Bezug zur Pflegeberatung skizziert.

Beratungsansatz	Herkunft	Ausrichtung/Ziele	Beratungshaltung, -handeln
humanistisch personenzentrierter Ansatz	humanistische Psychologie	Stärken und Selbstbestimmung fördern	Unterstützung auf der Basis einer vertrauensvollen Beratungsbeziehung
vermittlungsorientierter Ansatz	Lerntheorien (behavioristisch orientiert)	Informationsdefizite ausgleichen	Wissensvermittlung (Lehrer-Lernender)
verhaltensorientierter Ansatz	Lerntheorien (behavioristisch orientiert)	Krankheitseinsicht und Verhaltensänderung fördern	Berater als „Trainer" (Handlungsziel ist vorgegeben)
handlungsorientierter Ansatz	Soziologie, Sozialarbeit	selbstbestimmte Entscheidungen ermöglichen	gemeinsames Aushandeln der Ziele
systemisch-konstruktivistischer Ansatz	systemische Familientherapie	Perspektivenwechsel im System ermöglichen	Berater nimmt die Perspektiven aller Betroffenen ein
lösungs- und ressourcenorientierter Ansatz	systemische Therapie und Beratung	Fähigkeiten unterstützen und Lösungen entwickeln	gemeinsame Suche nach Potenzialen und Ressourcen

Überblick über die in Kap. 2.1.1–2.1.6 vorgestellten Beratungsansätze

2.1.1 Der humanistisch personenzentrierte Ansatz

Herkunft: Die Wurzeln dieses Ansatzes liegen in der humanistischen Psychologie, die neben der Psychoanalyse und der Verhaltenstherapie die dritte Säule der Psychotherapien darstellt. Carl Rogers (1902–1987), ein amerikanischer Psychotherapeut und wichtiger Vertreter der humanistischen Psychologie, entwickelte im Rahmen seiner therapeutischen Arbeit die klientenzentrierte Beratung – auch bezeichnet als personenzentrierte bzw. nicht-direktive Beratung.

Ausrichtung: Der personenzentrierte Beratungsansatz beruht auf einem Menschenbild, das den Menschen als selbstbestimmtes und entscheidungsfähiges Wesen sieht, welches alle Potenziale zur Weiterentwicklung in sich trägt. Es gilt, sich auf die zu beratende Person zu konzentrieren, ihr subjektives Erleben situativ zu erkennen und die auf Selbsthilfe und Selbstheilung ausgerichteten Kräfte zu aktivieren.

Beratungshaltung: Den wichtigsten Aspekt für eine Beratung in diesem Sinne stellt nach Rogers die Beziehung zwischen Beratern und Klienten dar. Auf Grund dieser Erkenntnis postulierte er drei zentrale Merkmale für eine förderliche Grundhaltung in der Beratung [→Kap. 4.1]:
- Akzeptanz oder Wärme im Sinne von unbedingter Wertschätzung
- Empathie als einfühlendes Verstehen
- Authentizität oder Echtheit als eine Haltung unverfälschter Kommunikation

Bezug zur Pflegeberatung: Diese Grundhaltung ist gut in die Pflegeberatung integrierbar, da sie generell in der pflegerischen Beziehung von wesentlicher Bedeutung ist. Sie zeigt sich besonders in der Begleitung und Unterstützung von Pflegebedürftigen als eine professionalisierte Form von Zuwendung. Durch die Beratung mit allen Merkmalen einer personenzentrierten Haltung können Pflegende Anteil am Schicksal der Betroffenen nehmen, Beistand bieten in Krisensituationen und bei der Bewältigung von schwierigen, krankheitsbedingten Lebenslagen unterstützen.

2 Orientierung an Beratungstheorien und -prinzipien

2.1.2 Der vermittlungsorientierte Ansatz

Herkunft: Der vermittlungsorientierte Ansatz wird in der Beratungsliteratur häufig im Zusammenhang mit der Verhaltensorientierung beschrieben und bezieht sich wie diese auf behavioristisch orientierte Lerntheorien [→Kap. 2.1.3]. Eine gesonderte Betrachtung ist allerdings hilfreich, weil es hierbei um rein informationsorientierte Methoden geht.

Ausrichtung: Interventionen finden auf der Ebene des Wissens und Könnens statt, weil angenommen wird, dass es Klienten an Infomationen oder Fertigkeiten mangelt, die zum Selbst- oder Krankheitsmanagement benötigt werden. Beratung in diesem Sinne zielt darauf ab, Wissensdefizite auszugleichen und damit zur Problemlösung zu kommen.

Beratungshaltung: Kennzeichnend für den vermittlungsorientierten Ansatz ist, dass es auf der einen Seite die Lehrenden (die Beratern) mit ihrem Wissens- und Erfahrungsvorsprung und auf der anderen Seite die Lernenden (die zu Beratenden) mit ihrem Informationsdefizit gibt.

Bezug zur Pflegeberatung: Diese Form der Beratung ist neben dem informierenden Gespräch im Pflegealltag vor allem im Bereich der Patientenschulungen anzusiedeln, bei denen die Planungsschritte entsprechend einer Anleitungs- oder Unterrichtsplanung sein können. Sie ist überwiegend planbar und auch standardisierbar z.B. in Form einer Kurzunterweisung oder als Information zu einem bestimmten Thema im Rahmen einer Schulung.

2.1.3 Der verhaltensorientierte Ansatz

Herkunft: Der Ursprung des verhaltensorientierten Ansatzes liegt bei den behavioristisch orientierten Lerntheorien und der daraus entwickelten Verhaltenstherapie. Der Behaviorismus (engl. *behavior* = Verhalten) ist ein wissenschaftlicher Standpunkt in der Psychologie, der sich auf Prozesse konzentriert, die sich zwischen dem Organismus und der Umwelt abspielen: auf beobachtbares und beschreibbares Verhalten. Die innerpsychischen Vorgänge bleiben weitgehend unberücksichtigt.

Ausrichtung: Der verhaltensorientierte Beratungsansatz geht davon aus, dass alles Verhalten gelernt und auch verlernt werden kann. Mit speziellen Verfahren wie z.B. dem Selbstinstruktions- oder dem Problemlösetraining wird versucht, die Wahrnehmung einer Situation, die Bewertung und somit den Umgang damit zu verändern.

Beratungshaltung: Beratung in diesem Sinne soll eine möglichst große Krankheitseinsicht bewirken und dabei unterstützen, eine gesündere und krankheitsgerechte Lebensführung nachhaltig im Alltag zu etablieren. Der Berater nimmt hierbei die Funktion eines Trainers ein, der Lernziele und Beratungsinhalte festlegt, mit denen eine Verhaltensänderung erreicht werden kann. Er übt und trainiert erwünschte Verhaltensweisen mit dem zu Beratenden und verstärkt sie durch positives Feedback.

Bezug zur Pflegeberatung: Dieser Ansatz ist vor allem in der Verhaltensmedizin und im Zusammenhang mit Patientenschulungen zu finden wie z.B. beim Verhaltenstraining für asthmakranke Kinder oder bei der Diabetesschulung. Eine weitere Anwendungsmöglichkeit im alltäglichen Pflegehandeln kann die Beratung und Anleitung zu einfachen Selbstkontrolltechniken sein, z.B. für die regelmäßige Medikamenteneinnahme nach einer Organtransplantation.

Ein zentrales Ziel dieses Ansatzes ist, die Behandlungsmotivation und die als →Compliance bezeichnete Therapietreue zu steigern sowie ein Selbstmanagement der Krankheit bzw. eine Anpassung an die veränderten Bedingungen zu erreichen.

2 Orientierung an Beratungstheorien und -prinzipien

2.1.4 Der handlungsorientierte Ansatz

Herkunft: Der handlungsorientierte Ansatz hat seine Wurzeln in Erkenntnissen der Sozialarbeitswissenschaften. Gestützt auf Jürgen Habermas, einen deutschen Soziologen und Philosophen, wird der Kern der Sozialarbeit hier in der kommunikativen Verständigung gesehen und die Beratung im Sinne →hermeneutischer Deutungskompetenz verstanden.

Ausrichtung: Im Gegensatz zum zweckrationalen Vorgehen der verhaltensorientierten Beratung mit klar vorgegebenen Handlungszielen soll hier im kommunikativen Prozess durch Verständigung über die Ziele gemeinsam mit dem Klienten eine tragfähige Handlungsbasis geschaffen werden.

Beratungshaltung: Handlungsorientierte Beratung zielt entsprechend der hermeneutischen Deutungskompetenz darauf ab, in der Interaktion zu verstehen, was von dem Klienten selbst als wertvoll erachtet wird und wie er handeln würde, wenn er die Situation angemessen deuten könnte. Beabsichtigt ist, den Klienten bei der Reflexion zu unterstützen, damit ihm eine selbstbestimmte Entscheidung, die in sein Lebenskonzept passt, ermöglicht wird.

Bezug zur Pflegeberatung: Auch dieser Ansatz kann gut als Orientierung für die pflegerische Beratung dienen, da er im Grundsatz den pflegewissenschaftlichen Anforderungen an eine patientenorientierte Pflege entspricht. Die Pflegewissenschaftlerin Karin Wittneben beschreibt in ihrem gestuften Modell der multidimensionalen Patientenorientierung [→Kap. 4] die Handlungsorientierung als höchsten Grad der Patientenorientierung. Der Patient erhält damit das Recht auf Mitbestimmung und Selbstbestimmung.

Bezogen auf die Pflegeberatung heißt das, dass Pflegende in der Beratung den Fokus nicht darauf setzen, ihr Expertenwissen weiterzugeben oder ihre damit begründeten Handlungsabsichten durchzusetzen, sondern dass sie versuchen, die Lebenswelt der Patienten zu deuten, um deren Absichten und Handlungsmöglichkeiten zu erkennen.

> **Beispiel** Frau D. ist an Diabetes mellitus erkrankt und befindet sich zum Zeitpunkt der Beratung in einer instabilen Krankheitsphase, in der die Stabilisierung des Blutzuckers im Vordergrund steht. Das Ziel der Pflegekraft ist zunächst, Frau D. bei der Blutzuckerkontrolle und der Insulininjektion anzuleiten. Bei der Beratung wird aber deutlich, dass Frau D. auf Grund ihrer aktuellen Erfahrungen (ihr Vater ist an den Komplikationen des Diabetes mellitus verstorben) große Angst vor der Insulininjektion hat und derzeit keine Motivation aufbringt, sich damit auseinanderzusetzen. Sie zeigt jedoch Bereitschaft, ihre Ernährung anzupassen und sich über die Wirkung des Insulins informieren zu lassen. Dementsprechend finden eine Information zu den Insulineffekten und eine Beratung und Schulung zur angepassten Ernährung statt. Die Injektion wird zunächst durch die Pflegekraft vorgenommen, bis Frau M. ihre Ängste besser kontrollieren kann. Es schließen sich weitere Beratungsgespräche an.

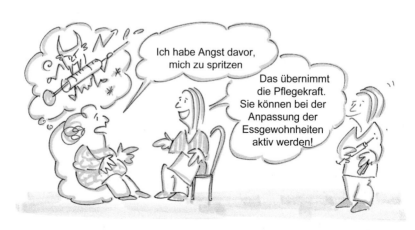

2 Orientierung an Beratungstheorien und -prinzipien

2.1.5 Der systemisch-konstruktivistische Ansatz

Herkunft: Die Vorläufer der systemischen Beratung sind in der systemtheoretisch orientierten Paar- oder Familientherapie zu finden. Systemisches Vorgehen zeichnet sich dadurch aus, dass das Problem des Einzelnen nicht isoliert, sondern im Gefüge des ganzen Familien- oder Bezugsystems betrachtet wird.

Ausrichtung: Grundannahme des systemischen Ansatzes ist, dass es innerhalb von Systemen komplexe Verstrickungen und Muster gibt. Das Problem eines Einzelnen ist ein Ergebnis des Zusammenspiels aller Mitglieder in diesem System.

Übertragen auf die Beratung in der psychosozialen Arbeit heißt das z.B., dass berücksichtigt wird, welche Auswirkung die Krankheit eines Familienmitgliedes auf das gesamte Familienleben bzw. das nächste Bezugssystem hat und auch umgekehrt – inwiefern diese Krankheit zur Stabilisierung des Systems beiträgt. Betrachtet werden dabei nicht nur die Systeme, sondern vor allem, wie sich die betroffene Person darin wahrnimmt, wie sie ihre unmittelbare soziale Welt konstruiert. Aus diesem Grund wird die systemische Beratung auch als systemisch-konstruktivistisch bezeichnet.

Beratungshaltung: Beratung versteht sich hier als Katalysator, der auf das einwirken kann, was im System vorhanden ist. Durch →systemisches Fragen wird versucht, die Beziehungen und Zusammenhänge im System transparent zu machen, um zu einer Problemlösung zu kommen.

Bezug zur Pflegeberatung: In der Pflege kommt das systemische Denken vor allem bei der Beratung von chronisch Kranken und deren (pflegenden) Angehörigen zum Tragen oder bei einer durch Krankheit oder Pflegebedürftigkeit ausgelösten Krise, die zu fundamentalen Veränderungen im gesamten Familiengefüge führt. Beratung dehnt sich hier aus auf familiäre Netzwerke. Der Patient und die Bezugspersonen sollen durch die Beratung Kompetenzen erwerben, um die durch die Pflegebedürftigkeit entstehenden Belastungen oder die durch Krankheit ausgelöste Krise bewältigen zu können.

2.1.6 Der lösungs- und ressourcenorientierte Ansatz

Herkunft: Die Ursprünge der ressourcenorientierten Beratung gehen auf die Vorgehensweise in der Kurzzeittherapie der Therapeutengruppe um John H. Weakland (1919–1995) zurück. Dieses Konzept sieht vor, sich mit Hilfe von konkreten methodischen Vorgaben auf das zu konzentrieren, was Klienten mitbringen. Es gilt, sie zu unterstützen und ihre Bedürfnisse zu erkennen, damit sie Selbstständigkeit und Handlungsfähigkeit erlangen können. Der Psychotherapeut Steve de Shazer (1940–2005) ergänzte später dieses Konzept um das Prinzip der Lösungsorientierung. Nicht Probleme analysieren, sondern Lösungen konstruieren – dies gilt seither als neuer Leitgedanke für den lösungsorientierten Therapeuten oder Berater.

Ausrichtung: Ausgehend von diesem Leitgedanken lenkt die lösungsorientierte Beratung die Aufmerksamkeit immer auf das, was nicht das Problem darstellt und grenzt sich somit von allen Beratungskonzepten ab, die in der Problemanalyse die Grundvoraussetzung für die Problemlösung sehen. Im Mittelpunkt steht von Anfang an die Lösung.

Beratungshaltung/Interventionen: Bei der lösungsorientierten Beratung wird systematisch nach Potenzialen und Ressourcen sowie nach Verhaltensmöglichkeiten gesucht, die einen Unterschied sichtbar machen und somit zur Lösung beitragen können. Deshalb gelten spezielle Frageformen wie das →zirkuläre Fragen oder die sogenannte →Wunderfrage als die wichtigsten Interventionstechniken der lösungsorientierten Beratung.

Bezug zur Pflegeberatung: Bei diesem Ansatz ist für die Pflegeberatung vor allem die Ressourcenorientierung relevant, denn sie stellt ein übergeordnetes Prinzip in der pflegerischen Arbeit dar. Für die Beratung heißt das, den Blick weniger auf Defizite zu richten, sondern auf das, was der Betroffene noch kann oder was ihn stärkt. Durch die Aktivierung der Ressourcen eröffnen sich wiederum neue Lösungsmöglichkeiten.

2.2 Pflegespezifische Beratungskonzepte

Ein Blick auf die pflegespezifischen Beratungskonzepte zeigt, dass es im Pflege- und Gesundheitsbereich keine einheitliche umfassende Beratungstheorie gibt. Diese Tatsache ist mit den sehr weit gefächerten Handlungsfeldern pflegerischer Beratung, den unterschiedlichsten Adressatengruppen und den verschiedenen Definitionen von Beratung erklärbar.

Die derzeitige Spannbreite der pflegespezifischen Konzepte setzt bei dem Begriff der Patientenedukation an, reicht über die Pflegeberatung für chronisch Kranke bis hin zum holistisch-leiborientierten Beratungsmodell [→Kap. 2.2.1–2.2.5].

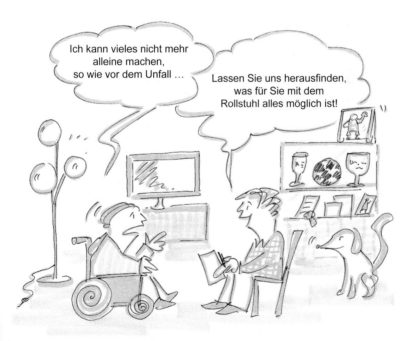

2.2.1 Patienten- und Familienedukation

Hintergrund: Der Ansatz der Patienten- und Familienedukation geht in Deutschland auf die Pflegewissenschaftlerin Angelika Zegelin-Abt zurück. Sie hat im Rahmen ihrer Tätigkeit an der Universität Witten/Herdecke das Edukations-Konzept begründet und dessen Umsetzung unter anderem im Patienten-Informations-Zentrum Lüdenscheid wissenschaftlich begleitet.

Beratungsverständnis: Im Mittelpunkt des Wittener Konzeptes steht der Begriff Edukation. Er wird allerdings nicht in der deutschen Wortbedeutung „Erziehung" genutzt, sondern im Sinne seines weiter gefassten internationalen Gebrauchs und rückt somit näher an die Definition von Lernen bzw. Bildung.

Patienten-Edukation steht im Zusammenhang mit Patientenberatung als übergeordneter Begriff, der informierende, schulende und beratende Aspekte vereint:
- *Information* als gezielte Mitteilung, Vermittlung von Kontakten, Recherchehilfen etc.
- *Schulung* als zielorientiertes, strukturiertes Vermitteln von Wissen und Fertigkeiten mit Ergebnissicherung
- *Beratung* als ergebnisoffener, bedürfnisgerechter und dialogischer Prozess

Patientenedukation wird verstanden als integrativer Bestandteil von Pflege. Pflegende übernehmen Information, Beratung und Schulung in Fragen der alltäglichen Versorgung. Dies kann sowohl im Rahmen des Pflegeprozesses „vor Ort", z.B. in Form einer Mikroschulung [→Kap. 1.2.2] realisiert werden oder auch institutionalisiert in Patienten-Informationszentren.

Ziele: Beabsichtigt ist, Patienten und ihre Angehörigen zu unterstützen, ihre eigene Situation einschätzen zu können, Alltagskompetenz wieder zu erwerben und eigene Entscheidungen treffen zu können. Die Patienten sollen zu Experten ihrer eigenen Erkrankung werden und somit eine größere Lebensqualität erlangen.

2 Orientierung an Beratungstheorien und -prinzipien

Im Zusammenhang mit der medizinischen Therapie ist Patienten- und Familienedukation von wesentlicher Bedeutung bei langfristigen, krankheits- bzw. therapiebedingten Veränderungen (z.B. Blutzuckerregulierung beim Diabetes oder dauerhafte Medikamenteneinnahme nach Organtransplantation). Edukation soll dazu beitragen, eine möglichst hohe Kooperationsbereitschaft und Motivation für die Therapie zu erreichen, d.h. die →Compliance zu fördern.

Beratungshandeln: Die Arbeit in der pflegebezogenen Patientenedukation bezieht sich sowohl auf Wissensvermittlung als auch auf professionelle Begleitung in krankheitsbedingten Lebenslagen bzw. gesundheitsrelevanten Lebensfragen. Es werden drei Strategien – Information, Schulung und Beratung – unterschieden, die in der konkreten Pflegesituation allerdings nicht immer klar voneinander zu trennen sind. Sie können sich im direkten Kontakt mit den zu beratenden Personen durchaus vermischen. Jede der sehr unterschiedlichen Strategien orientiert sich jedoch an gleichen Grundsätzen wie: Selbstbestimmung der Betroffenen, subjektive Krankheitsvorstellungen, Lebensweltorientierung oder altersgerechtes, individuelles Lernen.

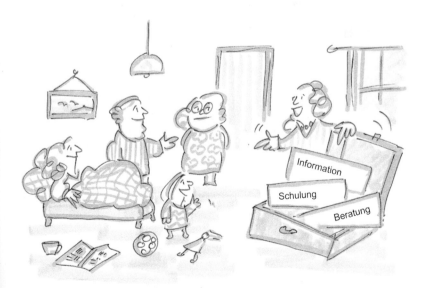

Die Fragen bzw. Themen, auf die sich Edukationsaufgaben beziehen, werden in drei wesentliche Lernbereiche unterteilt:

- **Kognitive Inhalte:** „Wie berechne ich die Broteinheiten"– „Wie und wo finde ich geeignete Inkontinenzmaterialien?" – „Inwiefern beeinflusst die Einnahme von diesem Medikament mein Alltagsleben?"
- **Einstellungen und Gefühle:** „Wie werde ich mit der Betreuung meines dementen Ehepartners fertig?" – "Wie ertrage ich den Anblick der Wunde/Narbe nach der Brustamputation?"
- **Praktische Fähigkeiten:** „Wie gebe ich eine s.c. Injektion?" – „Wie wechsele ich eine Trachealkanüle?" – „Wie helfe ich meiner pflegebedürftigen Ehefrau aus der Badewanne?"

Die Umsetzung der Patientenedukation erfordert neben der Beratungs- und Fachkompetenz auch geeignetes Lehr- und Lernmaterial sowie Anleitungs- und Begleitprogramme. Ein wichtiges Medium stellen hierbei Broschüren für Patienten und Angehörige dar, die gezielt auf Fragen der Betroffenen eingehen. Zur Überprüfung der Qualität von Broschüren und deren Eignung für die entsprechende Zielgruppe wurde eine Bewertungscheckliste entwickelt, die sogenannte →Wittener Liste.

2 Orientierung an Beratungstheorien und -prinzipien

2.2.2 Pflegeberatungsmodell für chronisch Kranke

Hintergrund: Das Modell „Professionelle Pflegeberatung und Gesundheitsförderung für chronisch Kranke" wurde von den beiden Pflegewissenschaftlerinnen Christa Hüper und Barbara Hellige an der Fachhochschule Hannover entwickelt. Es ist vorrangig als ein Modell für die Pflegeberatung zur Gesundheitsförderung und verbesserten Unterstützung von chronisch Kranken und deren Angehörigen zu verstehen. Die Grundlage hierfür bilden drei Konzepte:
- das in den USA von der Pflegewissenschaftlerin Juliet Corbin und dem Soziologen Anselm Strauss (1916–1996) entwickelte Pflegemodell der →Pflege- und Krankheitsverlaufskurve als Grundlage für das Wissen und Verständnis zur Krankheitsbewältigungsleistung, die Menschen mit chronischen Erkrankungen erbringen müssen
- das →salutogenetische Modell des amerikanischen Medizinsoziologen Aaron Antonowsky (1923–1994), als Grundlage für das Wissen zu gesundheitsfördernden Widerständen und Ressourcen
- das integrative Beratungsmodell [→Kap. 4.3 und 4.4] von Klaus Sander, einem deutschen Beratungspsychologen, als Grundlage für die Systematisierung des Beratungsprozesses und der Beratungsmethoden

Diese drei Modelle werden folgendermaßen angewendet: Auf der Basis der Pflege- und Krankheitsverlaufskurve und mit dem Wissen um gesundheitsfördernde Widerstände bzw. Ressourcen (Salutogenese-Modell) wird zunächst der Beratungsbedarf erhoben. Das integrative Beratungsmodell dient anschließend der Systematisierung des Beratungsprozesses und der Unterscheidung des Beratungsangebots.

Beratungsverständnis: Beratung wird eingebettet in den Pflegeprozess als integrativer Bestandteil des pflegerischen Handelns verstanden. Der Fokus der Beratung liegt auf der individuellen Erlebens- und Handlungsperspektive der Betroffenen.

Darüber hinaus ist dieses Pflegeberatungsmodell stark vom →Empowerment-Gedanken bestimmt, was ein Pflegeverständnis voraussetzt, das sich nicht vorrangig an Defiziten orientiert, sondern sich auf das konzentriert, was stark macht. Die Beratung hat dementsprechend nicht Krankheit und Einschränkungen als Schwerpunkt, sondern Gesundheitsförderung und Selbstbestimmung.

Ziele: Beratung in diesem Sinne beabsichtigt, die Patienten und deren Angehörige bei der Vielzahl an Anpassungs- und Bewältigungsleistungen, die durch eine chronische Erkrankung entstehen, zu unterstützen und dabei ihre Widerstandressourcen und ihr →Kohärenzgefühl zu stärken. Zentrale Aufgabe von Pflegenden in der Beratung ist, den Betroffenen und ihren Angehörigen zu helfen, die Krankheit in ihr Leben zu integrieren und ihren Alltag neu zu gestalten. Es werden Kompetenzen und Stärkepotenziale gefördert, um einen selbstbestimmten und damit gesundheitsfördernden Umgang mit der Krankheit oder Behinderung zu ermöglichen.

Beratungshandeln: Es gilt zunächst, die Erlebnisperspektive der Betroffenen im Gespräch transparent werden zu lassen, indem der Berater Erzählungen anregt, sie zulässt und zuhört. Fragen, die Erzählungen ermöglichen und das Zuhören sind als Interventionen in der Beratung zu verstehen und das Erzählen der Betroffenen, die →Narration, als ein erster Schritt der Bewältigung.

Das in der Erzählung deutlich werdende individuelle Erleben und die alltags- und lebensgeschichtlichen Erfahrungen werden im Sinne des Fallverstehens [→Kap. 2.3.2] gemeinsam gedeutet bzw. interpretiert, um Lösungsmöglichkeiten zu erschließen, die der Lebenspraxis der Patienten und deren Angehörigen entsprechen.

2 Orientierung an Beratungstheorien und -prinzipien

Von zentraler Bedeutung für das individuelle Fallverstehen ist eine vertrauensvolle, von Respekt getragene Beziehung, die Anteilnahme erfahrbar macht und eine ausgewogene Balance zwischen Nähe und Distanz in der Interaktion ermöglicht. Der Berater lässt Nähe zu, um eine Vertrauensbasis zu schaffen und die Perspektive der zu beratenden Person zu erfassen und zu verstehen. Als Pflegeexpert hält er gleichzeitig Distanz, um die Situation aus professioneller Sicht zu analysieren und zu erklären.

Der individuelle Beratungsbedarf und das entsprechende Beratungsangebot werden mit Hilfe des integrativen Beratungskonzeptes erfasst und anhand des erweiterten Assessmentschemas systematisiert. Mit der Beratung angestrebte Lösungswege können sich auf verschiedene Problemerfahrungsfelder beziehen und unterschiedliche Vorgehensweisen erforderlich machen, wie das folgende Schema zeigt.

Beratungs-ebenen	Problemerfahrungsfelder			Gesundheitsförderung
	Selbst-erfahrung	Beziehungs-erfahrung	Lebenswelt-erfahrung	
Information/ Orientierung				
Deutung/ Klärung				
Handlung/ Bewältigung				

Assessmentschema nach Hüper, Hellige 2007, S. 126

2.2.3 Biografieorientierte Diagnostik in der Beratung

Hintergrund: Die von Ingrid Darmann-Finck und Martina Sahm an der Universität Bremen entwickelte biografieorientierte Diagnostik stellt kein abgeschlossenes Konzept, aber eine besondere Ausrichtung in der Pflegeberatung dar. Biografieorientierung in der Beratung ist ein Vorgehen, das seinen Ursprung in der sozialen Arbeit hat und sich demzufolge gut für die Beratung chronisch Kranker und ihrer Angehörigen eignet.

Beratungsverständnis: Es wird davon ausgegangen, dass der Zugang zur eigenen Lebens- bzw. Krankheitsgeschichte den Ratsuchenden den Weg für eine Deutung bezüglich der Verarbeitung von Lebensereignissen öffnet und somit eine Anpassung an das veränderte Leben bzw. die Bewältigung einer Krise ermöglicht.

Beratungshandeln: Mit der Methode des →narrativen Interviews tritt die Erzählung des Ratsuchenden in den Vordergrund des Beratungsgesprächs. Die Beraterin initiiert das Gespräch mit einer einleitenden Frage, nimmt dann eine überwiegend zuhörende Position ein, unterbricht möglichst wenig und stellt erst am Ende thematische Fragen. Durch das Erzählen rekonstruiert die Patientin ihre Lebensgeschichte und erhält einen Zugang zu ihren lebensgeschichtlich geprägten Verarbeitungsmustern.

Ziele: Das biografieorientierte Vorgehen soll ermöglichen, chronisch Kranke bei der Revision ihrer bisherigen Lebensentwürfe und bei der Neuorientierung zu unterstützen und sie damit für den Aufbau eines krankheitsbezogenen Selbstmanagements zu stärken. Es geht darum, zur Biografie passende Lösungen zu entwickeln und lebensgeschichtlich angemessene Handlungsmöglichkeiten zu finden.

2.2.4 Systemisches Beratungsmodell für die Onkologie

Hintergrund: Einen systemischen Ansatz zeigt der Modellentwurf „HuGaDo" von Sonja Hummel-Gaatz und Axel Doll, der im Zusammenhang mit der Lernfeldentwicklung „Beratung in der onkologischen Pflege" an der Humboldt-Universität Berlin konzipiert wurde.

Beratungsverständnis: Das Modell baut auf einem systemischen Beratungsverständnis auf, was daher rührt, dass Tumorerkrankungen i.d.R. alle Lebensbereiche der Betroffenen und der Angehörigen beeinflussen. Pflegeberatung findet dem Modell entsprechend zwischen verschiedenen, voneinander abhängigen und sich bedingenden Systemen statt – dem System „Lebenswelt Patient" und dem „Betreuungssystem" –, die wiederum im Zusammenhang mit den politischen und gesellschaftlichen Rahmenbedingungen zu sehen sind.

Ziele: Die Beratung in diesem Sinne soll Patienten und ihre Bezugspersonen bei der Krankheits- und Krisenbewältigung unterstützen und Lösungen für die Probleme der Betroffenen und ihrer Angehörigen entwickeln. Das geschieht, indem im Rahmen der Beratung die im System vorhandenen Ressourcen entdeckt und genutzt, Kompetenzen zur Krisenbewältigung gefördert sowie Unterstützung und Begleitung ermöglicht werden.

Beratungshandeln: Die Interaktion zwischen den verschiedenen Systemen stellt den Beratungsprozess dar, der als zirkulärer, spiraliger Prozess verstanden wird: Die Pflegekraft erhält im Beratungsprozess Informationen zu den Beratungsbedürfnissen des Patienten, betrachtet dabei seine Gesamtsituation sowie diverse Einflussfaktoren, was wiederum ihr Beratungshandeln beeinflusst, indem sie dieses an ihren eigenen Möglichkeiten, an den Erfordernissen und am System „Lebenswelt Patient" ausrichtet. Das Diagnostizieren von Beratungsbedarf und -bedürfnissen stellt folglich eine der wichtigsten Phasen im Beratungsprozess dar. Das Diagnostizieren erfolgt durch Beobachtung, Fragen, Zuhören, Verbalisieren oder Paraphrasieren, womit sich die Probleme aus dem Systemzusammenhang gelöst darstellen können.

Die eigentliche Beratung im Sinne von gemeinsamer Lösungsentwicklung findet zwischen den einzelnen Systemen statt, denn sowohl der Patient als auch die Bezugspersonen sind von dem krankheitsbedingten Problem betroffen. Berater und Betroffene bewegen sich dabei auf unterschiedlichen Ebenen, da sich Beratungsbedarf bzw. -bedürfnisse dabei sowohl im körperlichen, psychischen, sozialen und spirituellen Bereich zeigen können.

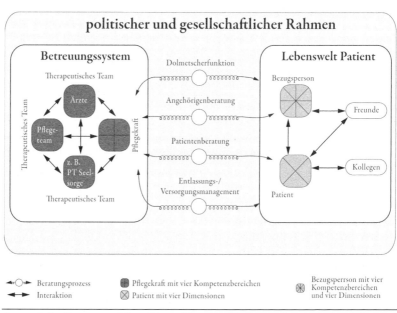

Systematisches Beratungsmodell von Hummel-Gaatz und Doll

Zur methodischen Umsetzung des Beratungsprozesses dient das Modell der vollständigen Handlung. Beratung, verstanden als Problemlöseprozess [→Kap. 4.5], wird analog zum Pflegeprozess mit sechs voneinander abgrenzbaren Beratungsphasen dargestellt: „Beziehung herstellen", „Beratungsbedarfe/-bedürfnisse erfassen", „Beratungsziele aushandeln", „Lösungen entwickeln", „Beratungsprozess reflektieren", „Beratung beenden".

2.2.5 Leiborientierte Beratung

Hintergrund: Der integrative leiborientierte Ansatz geht auf Ursula Koch-Straube, Pflegewissenschaftlerin und Begründerin des Vereins „Beratung in der Pflege e.V.", zurück. Sie beschreibt Beratung in der Pflege als ein professionelles Hilfsangebot, das den Menschen ganzheitlich wahrnimmt und sich demnach auf die bio-psycho-sozialen Ressourcen bezieht und leiborientiert [→Kap. 2.3.2] ist.

Beratungsverständnis: Die Leiborientierung als Mittelpunkt pflegerischer Beratung ist verknüpft mit einem →holistischen Pflegeverständnis. Pflege wird hierbei nicht als Körper-Pflege, sondern als Leib-Pflege verstanden und somit Beratung als leiborientierte Beratung. Sie hat zum Ziel, den Menschen bei der „Heilung" des Leibes zu unterstützen, womit aber nicht die Reparatur des Körpers verstanden wird, sondern die Integration der Problemlage in das Lebensganze. Pflegeberatung in diesem Sinne konzentriert sich auf den Leib als Sinnbild für die Komplexität des menschlichen Seins und berücksichtigt körperliche, psychische, soziale und spirituelle Elemente.

Ziele: Integrative Beratung wird als Lernprozess verstanden, der auf die Stärkung von personalen, sozialen und lebenspraktischen Kompetenzen abzielt. Sie unterstützt Menschen in ihrer Aufgabe, kritische oder schwer zu bewältigende Ereignisse in ihr Leben zu integrieren und setzt den Fokus dabei auf das subjektive Erleben der Patienten.

Beratungshandeln: Mit der Leiborientierung verdeutlicht dieser Ansatz das „Besondere" von pflegerischer Beratung im Unterschied zu anderen Professionen. Keine andere Disziplin weist eine ähnlich große Nähe zu ihren Klienten auf und kann so viel durch Spüren und Berühren erfassen. Koch-Straube sieht die Pflegenden durch diese hohe Dichte des Kontaktes, die Körperorientierung oder die Konfrontation mit existenziellen Fragen prädestiniert dafür, beratend tätig zu sein.

Die erlebte leibliche Nähe zu pflegebedürftigen Menschen lässt Pflegende mit Empathie und Intuition Hinweise und Anzeichen auf das Befinden der Betroffenen aufnehmen und ermöglicht somit eine mehrdimensionale Wahrnehmung. Mit Intuition entdecken Pflegende oftmals einen Beratungsbedarf, der nicht eingefordert wird, sondern sich leiblich äußert – z.B. über das schmerzverzerrte Gesicht oder über Verspannungen. Der wahrgenommene Beratungsbedarf wird in der Beratung aufgenommen und es erfolgt die Suche nach individuellen Ressourcen und Entwicklungschancen. Die daran anschließende gemeinsame Entwicklung von Lösungen basiert vor allem auf den Möglichkeiten, Wünschen, Werten und Erfahrungen der Patienten oder ihrer Angehörigen und nicht zuletzt auf der Selbstbestimmung.

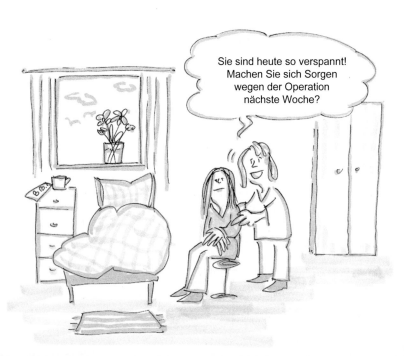

2 Orientierung an Beratungstheorien und -prinzipien

Die Stufen der integrativen Beratung am Beispiel: Frau S. hat sich auf Grund von Versorgungsproblemen zu Hause für die Unterbringung im Pflegeheim entschieden:

Initialphase Benennen	- Kontakt- und Beziehungsaufbau Frau S. und ihre Schwiegertochter kommen am Tag der Aufnahme zum Gespräch in das Büro der Pflegedienstleitung (sie ist beratend tätig) - Herausfinden der Themen/Fragen Die Pflegedienstleitung führt ein diagnostisches Gespräch, um Klarheit über die getroffene Entscheidung zu gewinnen und - Ambivalenzen deutlich werden zu lassen.
Aktionsphase Erleben	- Beratungsthema entfalten und biografisch einordnen Frau S. wird sich ihrer großen Widerstände gegenüber dem Heim bewusst und erkennt, dass die Entscheidung überstürzt getroffen wurde. - Erfahrungen auf der Basis der kognitiven, emotionalen und somatomotorischen Fähigkeiten gewinnen Gedanken und Gefühle von allen Beteiligten werden bedacht. Auf der Basis der individuellen Möglichkeiten von Frau S. und ihren Angehörigen erfolgt eine gründliche Abwägung, die Versorgungsalternativen mit einschließt.
Integrationsphase Reflektieren	- Reflexion der Erfahrung aus der Aktionsphase Die Beraterin ermöglicht einen Verlust-Gewinn-Vergleich, damit Frau S. und ihre Schwiegertochter zu einer Entscheidung finden können. - Entscheidung finden
Neuorientierungsphase Erproben	- Erproben und Experimentieren der gewonnenen Einsicht Frau S. experimentiert (je nach Entscheidung) gedanklich mit der bewussten Entscheidung für den Einzug ins Heim (oder mit der aktiven Suche nach einer Alternative)

Tabelle nach Koch-Straube (2001), S. 118

2.3 Übergreifende Perspektive als Orientierung

Wie die Darstellung der verschiedenen Beratungstheorien und -ansätze zeigt, ist eine Festlegung auf ein einheitliches, umfassendes Beratungskonzept für die Pflege auf Grund der sehr unterschiedlichen Zielgruppen und Handlungsfelder [→Kap. 3] nur schwer bzw. gar nicht möglich. In Anbetracht dessen bietet sich als Grundlage für das weite Feld pflegerischer Beratung an, eine übergreifende Perspektive einzunehmen. Aus dieser Perspektive können Gemeinsamkeiten der verschiedenen pflegespezifischen Konzepte aufgegriffen werden, um damit den Beratungsbegriff einzugrenzen; es werden Pflege-Leitgedanken als Beratungsprinzipien einbezogen und Beratung orientiert sich bei der Vorgehensweise ähnlich wie im sozialpädagogischen Bereich eklektisch-integrativ [→Kap. 2.3.3].

2.3.1 Konkretisierung des Beratungsbegriffs für die Pflege

Eine Konkretisierung des Beratungsbegriffs bzw. eine Eingrenzung für die Pflegeberatung gelingt durch die Betrachtung der Gemeinsamkeiten der beschriebenen pflegerelevanten Beratungsansätze. Diese Gemeinsamkeiten sind vor allem in den Zieldimensionen zu finden:

- Die **Zielgruppe** sind Menschen mit gesundheitlichen Problemlagen und deren Bezugspersonen.
- Beratung im professionellen Zusammenhang wird verstanden als Hilfe-Angebot im Sinne der **„Hilfe zur Selbsthilfe"**.
- Sie hat die Zielsetzung, kranke oder altersgebrechliche Menschen durch **Kompetenzförderung beim Selbstmanagement** und bei der Alltagsbewältigung zu unterstützen.
- Beratung als integrativer Bestandteil pflegerischer Arbeit unterstützt dabei, ein hohes Maß an **Lebensqualität** (wieder) zu erlangen.

2 Orientierung an Beratungstheorien und -prinzipien

In Anbetracht der vorangegangenen pflegespezifischen Beratungskonzepte und mit Hilfe der aufgeführten Gemeinsamkeiten lässt sich der Beratungsbegriff für die Pflege folgendermaßen eingrenzen:

> Die pflegerische Beratung als Hilfeangebot unterstützt kranke und pflegebedürftige Menschen und deren Bezugspersonen dabei, Krankheit und Krisen zu bewältigen. Sie hilft den Betroffenen trotz krankheitsbedingter Einschränkungen, eine möglichst große Handlungsfähigkeit und Entscheidungsfreiheit zu erhalten bzw. wieder zu erlangen. Durch Kompetenzförderung wird weitgehende Unabhängigkeit, die Steigerung des Wohlbefindens und der Lebensqualität angestrebt.

2.3.2 Pflegerische Leitgedanken als Beratungsprinzipien

Beratung, die im Kontext „Pflege" steht, ist immer eingebunden in das aktuelle Pflegeverständnis und wird deshalb bestimmt von
- der Sichtweise vom Menschen, die sich hinter der Pflege verbirgt (Menschenbild),
- dem Verständnis von Gesundheit und Krankheit,
- dem Verständnis und Professionalisierungsgrad von Pflege sowie von
- den gesellschaftlichen Anforderungen und dem Umfeld von Pflege.

Entsprechend dem jeweiligen aktuellen Pflegeverständnis werden unterschiedliche Leitgedanken entwickelt, die Gültigkeit für die Pflegenden haben und sich im professionellen Pflegehandeln zeigen. Sie prägen das pflegerische Handeln und gelten im gleichen Maße übergeordnet für die pflegerische Beratung als Orientierung [→Kap. 4.2].

Einige für die Beratung bedeutsame Leitgedanken sind einer aktuellen wissenschaftlichen Arbeit entnommen (Schwandt 2009) und werden hier und in Kapitel 4.2. als Beratungsprinzipien genutzt. Diese Prinzipien haben sich im Rahmen der curricularen Arbeit als Rahmenkonstrukte für die pflegerische Beratung herausgefiltert.

Die folgende Auswahl beschränkt sich auf Leitgedanken, die bereits in der Erstausbildung zur Gesundheits- und Kinder-/Krankenpflege in unterschiedlichen Zusammenhängen von grundlegender Bedeutung sind: das humanistische Menschenbild, die Patienten- und Subjektorientierung, Salutogenese, Alltags- und Lebensweltorientierung, Ressourcenorientierung, Biografieorientierung, das Fallverstehen und die Leiborientierung.

Humanistisches Menschenbild

Die zugrunde gelegte Menschenbildkonzeption beeinflusst die Pflege und somit auch den Beratungsprozess auf vielfältige Weise. Sie bestimmt den zwischenmenschlichen Umgang, die Haltung zu ethischen Fragen und prägt die Vorstellung, wie sich Menschen verhalten sollen.

Das humanistische Menschenbild geht von einem entscheidungs- und entwicklungsfähigen Menschen aus. Der Mensch wird betrachtet als ein potenziell aktives Wesen mit den Fähigkeiten des Denkens, einschließlich des Entscheidens und Wollens, des Fühlens, des Sprechens und Handelns. Weil er bewusst lebt, kann er sich innerhalb seiner Möglichkeiten entscheiden und beeinflusst somit seine Lebenssituation.

Diese Sichtweise geht einher mit dem Anspruch, jeden Menschen in seiner Einzigartigkeit und seiner Art diese auszudrücken, ernst zu nehmen und seine Autonomie zu achten.

Patienten- und Subjektorientierung

Die Subjektorientierung lässt sich gut anhand des pflegedidaktischen Konzepts von Roswitha Ertl-Schmuck erklären. Sie analysierte zum einen die Beziehung zwischen Pflegebedürftigen und Patient und zum anderen die zwischen Lernenden und Lehrenden und kam dabei zu folgendem Ergebnis:

Die Beziehung zwischen Pflegebedürftigen und Pflegenden ist primär eine asymmetrische Beziehung, in der Patienten als Objekte der Pflege beschrieben werden können: „OBEN" – die Pflegenden mit ihrer Fachkompetenz und ihren normativen Zielen und Maßstäben, „UNTEN" – der Patient mit dem Wissensdefizit und seinen eigenen, subjektiven Wertmaßstäben und Vorstellungen. Diese Asymmetrie in der pflegerischen oder auch therapeutischen Beziehung birgt die Gefahr der Machtausübung und Manipulation in sich und kann dazu führen, dass Patienten abqualifiziert werden, z.B. als unkooperativ oder therapieresistent. Erst der Aufbau einer symmetrischen Subjekt-Subjekt-Beziehung achtet die **Autonomie** und lässt selbstbestimmte Entscheidungen seitens des Patienten zu.

Eine Subjekt-Subjekt-Beziehung zwischen Pflegebedürftigen und Pflegekraft ermöglicht einen **Aushandlungsprozess** über die objektiven Pflegeerfordernisse durch die Krankheit einerseits (Perspektive der Pflegenden mit ihrem Fachwissen) und die subjektiven (Pflege-) Bedürfnisse des Pflegeempfängers (Perspektive des Patienten mit seinen Vorstellungen) andererseits.

Erst durch den Aufbau einer Subjekt-Subjekt-Beziehung wird den Pflegebedürftigen ermöglicht, sich **selbstverantwortlich** am Genesungsprozess zu beteiligen und sich aus der passiven Rolle als Patient zu lösen.

Was **Patientenorientierung** in der Pflege bedeutet und wie sie erreicht werden kann, stellt die Pflegewissenschaftlerin Karin Wittneben in ihrem Modell der multidimensionalen Patientenorientierung (s. Abb.) dar. Dieses Stufenmodell beginnt auf der untersten Stufe mit der Ignorierung von Patienten, die aus einer Orientierung der Pflege an Abläufen, Verrichtungen oder auch Symptomen resultiert. Über die Stufen der Verhaltens- und Handlungsorientierung steigt die Wahrnehmung des Patienten als Subjekt und somit die Patientenorientierung im pflegerischen Handeln.

Patientenorientierung hat ihre höchste Stufe erreicht, wenn Pflege und somit auch Pflegeberatung die **Selbstbefähigung** des Patienten zum Ziel haben. Auf der Basis einer symmetrischen Beziehung wird der Patient auf dieser Ebene bei der Reflexion unterstützt, selbstbestimmte Entscheidungen zu treffen. Damit kann gewährleistet werden, dass die Handlungsabsichten der Pflegenden den Zielen und Motiven der Pflegebedürftigen entsprechen.

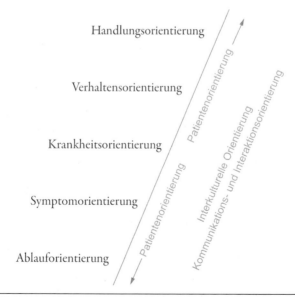

Modifiziertes Modell der multidimensionalen Patientenorientierung
(Wittneben, 2003, S. 107)

Salutogenese

Das Modell der Salutogenese des Medizinsoziologen Aaron Antonowsky (1923–1994) fand in den letzten Jahren als viel beachtetes Gesundheitsmodell auch in der Pflegewissenschaft und Pflegepraxis großen Zuspruch. Antonowsky geht auf der Grundlage seiner Untersuchungen und Erkenntnisse als Stressforscher davon aus, dass es den Zustand vollständiger Gesundheit oder vollständiger Krankheit nicht gibt. Vielmehr bewegt sich der Mensch auf einem **Gesundheits-Krankheits-Kontinuum** und je nach Nähe bzw. Distanz zu den beiden Polen kann seine momentane Gesundheitssituation beschrieben werden. Demnach gibt es trotz starker gesundheitlicher Belastungen und aufgetretener Krankheiten immer auch gleichzeitig Gesundheitspotenziale, die es aufzufinden und zu fördern gilt.

Das salutogenetische Modell sucht im Gegensatz zum traditionell pathogenetischen Modell der Medizin nicht nach den krankmachenden Faktoren (Ursachen), sondern danach, was den Menschen gesund erhält und wie er Kraft schöpfen kann (Gesundheitsförderung).

Antonowsky illustriert dies mit der Flussmetapher: Ein Mensch befindet sich in einem reißenden Fluss (Sinnbild für den Lebensfluss). Der pathogenetisch ausgerichtete Therapeut versucht wie ein Rettungsschwimmer, ihn mit sehr hohem Aufwand aus dem Fluss zu retten. Es wird nicht danach gefragt, wie derjenige in den Fluss geraten ist und warum er nicht besser schwimmen kann. Der salutogenetisch orientierte Helfer hingegen richtet seine Aufmerksamkeit auf das Schwimmen, weil er davon ausgeht, dass der Mensch grundsätzlich in der Lage ist, zu schwimmen. Er hat es möglicherweise nur verlernt, hatte zu wenig Übungsmöglichkeiten und braucht deshalb Zeit und Unterstützung, um seine Kraft und seine Schwimmtechniken zu verbessern und ein guter Schwimmer (im Fluss seines Lebens) zu werden.

Bei Antonowskys Verständnis von Gesundheit stehen zwei entscheidende Elemente zur Bestimmung des Gesundheitszustandes und als Merkmale des Selbstmanagements im Zentrum:

- Das →**Kohärenzgefühl** lässt sich als Lebenshaltung beschreiben, die sich in dem Gefühl ausdrückt, mit sich und der Welt in Übereinstimmung zu sein. Je höher das Kohärenzgefühl, umso erfolgreicher können Lebensbelastungen bewältigt werden. Eine salutogenetisch orientierte Beratung hilft, das Kohärenzgefühl zu stärken und stellt sich z.B. folgende Fragen: Wie kann der Betroffene Selbstvertrauen in die Problemlösung entwickeln? Wie kann er diese unerwartete, belastende Situation verstehen lernen? Wie kann er sich sicher fühlen, Hilfe zu erfahren? Was ist nötig, damit sich der Betroffene trotz Krankheit, Behinderung oder Gebrechlichkeit als selbstbestimmt und handlungsfähig erlebt?
- Die mit dem Kohärenzgefühl in engem Zusammenhang stehenden **Widerstandsressourcen** können auf körperlicher, psychoemotionaler, sozialer und auf materieller Ebene vorhanden sein. Hier stellen sich z.B. folgende Fragen: Was hat die Person in anderen Situationen befähigt, trotz hoher Belastungen Stressoren zu widerstehen? Wo und wie sind die persönlichen Ressourcen zu finden, die den von Krankheit Betroffenen relativ stabil halten? Welche Ressourcen sind mobilisierbar, z.B. Humor in schwierigen Situationen? Wodurch wird Wohlbefinden, Freude oder Lebenslust empfunden?

Eine salutogenetische Orientierung in der Pflege und Pflegeberatung sucht gemeinsam mit dem kranken Menschen nach den gesunden Anteilen und zielt auf Kompetenzerwerb auf fachlicher, sozialer, personeller und methodischer Ebene. Die gemeinsame Suche nach Gesundheitsressourcen und gesundheitsfördernden Strategien wird allerdings nur gelingen, wenn pflegerische Beratung dabei den Alltag und die Lebensrealität der Betroffenen bei der Lösungssuche in den Mittelpunkt stellt.

Alltags- und Lebensweltorientierung

Alltags- und Lebensweltorientierung sind zentrale Begriffe in der sozialen Arbeit sowie in zahlreichen historischen aber vor allem in aktuellen Pflegetheorien. Sie gehen im deutschsprachigen Raum auf den Erziehungswissenschaftler Hans Thiersch zurück. Mit den Begriffen Alltags- und Lebensweltorientierung grenzte er die soziale Arbeit deutlich von der traditionellen medizinisch-geprägten Defizitorientierung und der durch den Fachexperten (fremd-)bestimmten Definition von Hilfe ab.

Lebensweltorientierung respektiert fremde Lebensentwürfe, stellt Selbstdeutungen sowie individuelle Problemlösungsstrategien in den Mittelpunkt und bezieht gesellschaftliche und kulturelle Entwicklungen in das Hilfeangebot mit ein. Sie wird vor allem praktiziert in Form der **Unterstützung von Lernprozessen** und will bei den Betroffenen die Entwicklung eigener Handlungsmuster fördern.

In der Pflege bzw. der Pflegeberatung ist mit Lebensweltorientierung gemeint, die **individuelle Lebenssituation und -erfahrung** der Patienten beim gemeinsamen Erkunden von Ressourcen und Entwickeln von Lösungsmöglichkeiten im Blick zu haben und/oder zu nutzen:

- biografisch bedingte Erfahrungen (Stärken, Schwächen, Gewohnheiten, Veränderungen durch Krankheit etc.)
- soziale Situation (Beziehungen, soziales Umfeld, Status, kulturelle Besonderheiten etc.)
- materielle Bedingungen (Arbeitsplatz, finanzielle Absicherung, Belastungen etc.)
- räumliche Bedingungen (Wohnraum, Umgebung etc.)

Ressourcenorientierung
   Ressourcen sind alle Möglichkeiten, die ein Patient oder Angehöriger hat, um seine Problemlage positiv zu beeinflussen. Sie sind auf unterschiedlichen Ebenen zu finden.

Biologische Ressourcen: Möglichkeit, seine Fähigkeiten zu nutzen (handwerkliches Geschick, kochen, schreiben …), sich beschäftigen können, gute Auffassungsgabe, Lust am Lernen, noch laufen können, sich äußern können, mit Hilfsmitteln umgehen können etc.

Psychische Ressourcen: Motivation, Interesse, Akzeptanz von Einschränkungen, Optimismus, Humor, Kooperationsbereitschaft, Offenheit für Veränderung etc.

Soziale Ressourcen: Unterstützung durch Dritte (Ehepartner …), finanzielle Absicherung, stabiler Freundeskreis, Mobilität (Fahrzeug …), guter sozialer Status, berufliche Zufriedenheit etc.

   Ressourcenorientierte Pflege und Beratung unterstützt das Erkennen und Aktivieren dieser Möglichkeiten, um den Betroffenen dabei zu helfen, auch mit Einschränkungen und Krankheit aktiv Handelnde zu bleiben oder wieder zu werden.

Biografieorientierung
   Biografieorientierte Pflegearbeit und Pflegeberatung gewinnen vor allem dort an Bedeutung, wo es um länger andauernde Pflegebeziehungen geht, z.B. in der Altenpflege, im ambulanten Pflegedienst oder bei der Pflegeüberleitung im Rahmen des Case Managements. Sie drückt sich zum einen im gezeigten Interesse aus, aber in erster Linie in einer besonderen Haltung der Pflegenden oder Berater gegenüber dem zu pflegenden Menschen – in einer Haltung der Achtsamkeit gegenüber seiner Lebensgeschichte.

   Diese Achtsamkeit kann dem Pflegebedürftigen dabei helfen, sich nicht nur in dem Moment des Krankseins oder des Alterns zu erleben, sondern auch seine Besonderheit und die Einzigartigkeit seines Lebens wieder zu spüren und zu schätzen.

2 Orientierung an Beratungstheorien und -prinzipien

Für die Pflegeberatung macht die Konzentration auf die Lebenserfahrungen der Betroffenen deutlich:

- Wie deutet die Person problematische Situationen und somit auch die aktuelle Lage?
- Wie wurden Probleme bislang sinnvoll bewältigt?
- Welche Werte sind für diese Person prägend?
- Auf welche Handlungsstrategien kann zurückgegriffen werden?

Erkennbar ist Biografieorientierung vor allem in den Gesprächen miteinander, sobald ein echter Dialog entsteht. Bei einer biografieorientierten Begegnung gibt es wenig Platz für Standardfragen oder Floskeln, denn auf Standardfragen folgen meistens nur Standardgeschichten (Beruf, Kinder, Essenswünsche etc.). Ein echter Dialog kommt nur durch wirkliches Interesse am Anderen zustande und durch Fragen, die zum Erzählen anregen und weiterführen.

> **Beispiel** Eine 86-jährige Frau, die seit einiger Zeit in einem Pflegeheim lebt, weint sehr viel und stellt unentwegt die Frage, warum ihre Tochter vor ihr gestorben sei und sie noch nicht erlöst wurde. Darauf kann ihr zwar niemand eine Antwort geben, aber möglicherweise helfen Fragen: Fragen nach der Tochter, nach ihrem Leben, welche Bedeutung sie für die Mutter hatte, wie sie gestorben ist usw. Diese Fragen würden zunächst wahrscheinlich noch mehr Tränen auslösen, könnten aber vermutlich den Teufelskreis in ihrer Gedankenwelt unterbrechen. Sie könnte beim Erzählen ein paar schöne Erinnerungen hervorholen und die Verbindung zu ihrer (lebenden) Tochter wieder herstellen.

Biografieorientierung in der Pflegeberatung heißt, den Pflegebedürftigen dabei zu unterstützen, seine aktuelle Situation in seinen Zusammenhängen zu deuten und individuelle Möglichkeiten der Krankheits- oder Krisenbewältigung zu erkunden. Dies gelingt vor allem durch das Erzählenlassen und durch Zuhören, setzt allerdings eine Vertrauensbasis, Geduld und Zeit voraus.

Fallverstehen

In engem Zusammenhang mit der Biografieorientierung steht der Leitgedanke des professionellen Fallverstehens. Auch hierbei geht es darum, die Perspektive des Kranken, Pflegebedürftigen oder seiner Bezugspersonen zu erfassen. Fallverstehen heißt, empathisch die Eigenlogik des Falles aus der Sicht des Hilfebedürftigen zu verstehen:

- Wie wird das Problem wahrgenommen?
- Wie erlebt der Betroffene die Situation, die Krankheit, die Krise?
- Was wird von ihm/ihr als wertvoll erachtet?
- Welche Handlungsperspektive sieht der Betroffene?
- Wie würde er handeln, wenn er die Situation für sich deuten könnte?
- Wie stellt sich das Problem im Familienverbund dar?

Erst durch das Fallverstehen kann in der Beratung gewährleistet werden, dass für Patienten oder ihre Bezugspersonen die Autonomie ihrer Lebenspraxis respektiert und geschützt wird.

Dieser Ansatz erfordert von Beratenden Professionalisierung in zweifacher Weise: die Fähigkeit einerseits Nähe herzustellen, um zu verstehen, und andererseits das Können, die analytische Distanz zu wahren. Die Distanz ist erforderlich, um den Fall aus Sicht des Experten zu betrachten, auf der Basis der fachlichen Kompetenz (theoretisches Wissen, Expertenwissen). Die subjektive Betroffenheit des Patienten zu verstehen, gelingt dagegen erst im Annäherungsprozess. Der Berater muss hierfür Nähe zulassen bzw. herstellen, um die Perspektive des Patienten zu erfassen (Erfahrungswissen) und ihn somit als Experte seines Lebens zu respektieren.

Fallverstehen in der Beratung erleichtert es, Ressourcen zu erkennen und mit dem Pflegebedürftigen gemeinsam individuelle, lebensorientierte Lösungen zu entwickeln.

2 Orientierung an Beratungstheorien und -prinzipien

Leiborientierung
Der Begriff Leiborientierung findet umgangssprachlich keine Anwendung mehr. In der Anthropologie (Lehre vom Menschen) und in der Pflege bzw. Pflegeethik wird er jedoch verwendet für die **Einheit von Körper, Seele und Geist.**

- der Körper – als die bewohnbare Hülle, über die wir die Welt erfahren
- die Seele – mit der wir wahrnehmen, spüren und auch leiden
- der Geist – der interpretiert, alles abspeichert und somit einverleibt

Leiborientierung in der Pflege und in der Beratung wird dem Anspruch der Ganzheitlichkeit gerecht, auf den sich die meisten aktuellen Pflegetheorien beziehen. Der Körper mit seinen Veränderungen wird nicht als abgetrenntes Phänomen betrachtet und demzufolge stehen in der Pflege auch weniger die Krankheiten und deren Behandlung im Fokus, wie es in der Medizin der Fall ist. Professionell Pflegende richten stattdessen ihre Konzentration auf das Krankheitserleben, das Krank-Sein, auf die Auswirkungen und auf die emotionalen Folgen, die das schwerwiegende Ereignis (Unfall, Behinderung, Krankheit, Sterben etc.) für Patienten und deren Bezugspersonen mit sich bringt.

Einen besonderen Bezug zum Konzept der Leiblichkeit stellt Koch-Straube in ihrem Beratungsmodell [→Kap. 2.2.5] her. Das Modell basiert auf einer →holistischen Sichtweise: Der Mensch besitzt einen Körper und wird gleichzeitig von seinen Gedanken, Gefühlen und Phantasien bestimmt. Einerseits ist mit jedem Gefühl eine körperliche Reaktion verbunden und andererseits bleibt kein körperliches Erleben ohne Antwort der Seele. Träger dieser Dimensionen menschlichen Lebens und Erlebens ist der „Leib", den Pflegende in besonderer Weise über das Spüren und Berühren ganzheitlich wahrnehmen können.

Diese einzigartige mehrdimensionale Wahrnehmung wird in der Pflegearbeit und somit auch in der pflegerischen Beratung durch die körpernahe Tätigkeit und die dadurch entstehende Dichte des Kontakts möglich.

2.3.3 Eklektisch-integrative Beratung

Der eklektisch-integrative Ansatz [→Eklektizismus] entspricht dem angloamerikanischen Verständnis von Beratung – dem „Counselling". Beratung im Sinne von →Counselling ist nicht mehr einer Disziplin oder Therapieschule zugeordnet, sondern interdisziplinär verortet als ein vernetztes Modell. Beratungs- und Interaktionswissen aus verschiedenen Disziplinen wie Psychologie oder Soziologie werden vereint in einem neuen integrierten Beratungsmodell. Die Beratungsangebote richten sich dementsprechend an disziplinübergreifenden Konzepten aus, z.B. an der Alltag- und Lebensweltorientierung, an der lösungsorientierten Beratung, der narrativen Beratung, am Empowerment oder an der Kompetenzorientierung.

In der sozialpädagogischen und psychosozialen Beratungspraxis hat sich der eklektisch-integrative Ansatz auf Grund der unterschiedlichsten Klientele und deren komplexen, multidimensionalen Problemlagen und Belastungen seit Jahren bewährt. Ein Berater, der über ein breitgefächertes Methodenrepertoire verfügt, kann je nach Fallkonstellation auf geeignete Vorgehensweisen zurückgreifen und dadurch in der Beratung sehr flexibel sein.

Die Anwendung des eklektisch-integrativen Ansatzes in der pflegerischen Beratung ist nicht als wissenschaftliches Defizit zu verstehen, sondern als Zeichen von Pflegeprofessionalität. Wie in anderen Disziplinen wird auch bei der Entwicklung von wissenschaftlich begründeten Beratungsmodellen in der Pflege auf Konzepte anderer Disziplinen zurückgegriffen (z.B. Koch-Straube 2001; Hüper/Hellige 2007). Hierbei werden Prinzipien, Verfahren und Methoden aus Beratungsansätzen anderer Disziplinen auf die Nutzbarkeit für die Beratung in der Pflege überprüft und integriert.

2 Orientierung an Beratungstheorien und -prinzipien

Den pflegespezifischen Anteil bei dieser zunächst „berufsfremden" Zusammenstellung bilden spezielle Pflegekonzepte, wie z.B. die →Pflege- und Krankheitsverlaufskurve nach Corbin/Strauss oder pflegerische Leitgedanken [→Kap. 2.3.2], die als Beratungsprinzipien der Orientierung in der Beratung dienen können.

Bei den in Kapitel 4 ausgewählten Grundlagen, Methoden und Instrumenten für die pflegerische Beratung wird auf folgende Theoriekonzepte Bezug genommen:

- die personenzentrierte Haltung im Sinne des humanistischen Beratungsansatzes [→Kap. 2.1.1] und Empowerment als Haltung in Bezugnahme auf das Pflegeberatungsmodell für chronisch Kranke [→Kap. 2.2.2]
- pflegerische Leitgedanken als berufsspezifische Orientierung bzw. als Beratungsprinzipien
- das Systematisierungsschema aus dem integrativen Beratungsmodell von Klaus Sander [→Kap. 4.3] zur Erfassung und Systematisierung des Beratungsbedarfs und zur Anpassung der Beratungsangebote
- ein Phasenmodell, das sich orientiert am etablierten Pflegeprozessmodell nach Fichter und Meier (1981) zur lösungsorientierten Gestaltung der Beratung in Anlehnung an Hummel-Gaatz und Doll [→Kap. 2.2.4]

3 Handlungsfelder pflegerischer Beratung

Pflegende arbeiten in verschiedenen Berufsfeldern mit sehr unterschiedlichen Patientengruppen. Sie sind in der Akut- und Langzeitpflege von Kindern und Erwachsenen tätig, in Universitätskliniken, Krankenhäusern, in ambulanten Pflegeeinrichtungen, in Pflegeheimen und in psychiatrischen Einrichtungen. Entsprechend breit gefächert gestalten sich auch die Handlungsfelder der pflegerischen Beratung. Diese Vielfalt ergibt sich zum einen aus den sehr unterschiedlichen Zielgruppen und zum anderen aus dem großen Spektrum an Problemlagen oder speziellen Lebenssituationen der zu Pflegenden oder ihrer Angehörigen. Im Folgenden können deshalb aus diesem breiten Spektrum nur einige Handlungsfelder ausgewählt und beschrieben werden, um die Unterschiede zu verdeutlichen.

3.1 Formale Unterschiede

Ein erstes grobes Unterscheidungsmerkmal bei der Vielzahl an Beratungsangeboten lässt sich über den Grad der Formalisierung abbilden.

Formalisierungsgrade	Merkmale des Beratungsprozesses
informeller, alltäglicher Beratungsprozess	alltägliche Interaktion, kaum Standardisierung für Situation, Setting, spezifische Handlungs- und Kommunikationsstrategie
halbformalisierter Beratungsprozess	Beratung ist Element der professionellen Interaktion, wie z.B. als Bestandteil des Pflegeprozesses
formalisierter Beratungsprozess	professionelles, theoriegeleitetes Beratungsangebot mit methodischer und fachlicher Beratungslegitimation ...

Quelle: Hüper/Hellige 2007, S. 99

3 Handlungsfelder pflegerischer Beratung

Auch in Alltagsgesprächen findet Beratung statt – als **informelle Beratung** und Unterstützung zwischen Angehörigen, Freunden oder Bekannten. Über dieses informelle soziale Netzwerk wird ein Großteil von Problemen (berufliche, gesundheitliche Probleme, Konflikte) gelöst. Im pflegerischen Zusammenhang ist die informelle Beratung überall in der alltäglichen Interaktion, meist am Krankenbett, anzutreffen – spontan und ungeplant in Form von Hilfe und Zuwendung.

Sind die beratenden Personen als Professionelle direkt angesprochen, ist von einer **halbformalisierten Beratung** die Rede. Sie wird von Professionellen angeboten, die über Expertenwissen verfügen und zu deren Tätigkeit Beratung zählt, z.B. Lehrer, Seelsorger oder Pflegende. Diese Form findet in der pflegerischen Beratung meist im Rahmen des Pflegeprozesses statt. Die Pflegekraft und der Patient oder Angehörige kommen zu einem Beratungsgespräch für einen bestimmten Zeitraum zusammen. Die Beratung findet geplant und je nach Situation mehr oder weniger strukturiert als Unterstützungsangebot statt.

Zur institutionalisierten oder **formalisierten Beratungsform** zählt die speziell ausgewiesene Beratung, die in Sprechstunden und von Beratungsdiensten angeboten wird oder in Beratungsstellen stattfindet. Sie ist an eine bestimmte Einrichtung mit einem institutionsspezifischen Konzept und einer entsprechenden Organisation gebunden. Die Berater sind speziell geschult und verfügen über inhaltliche und methodische Beratungskompetenz. Patient oder Angehörige suchen diese Institution entweder auf, sie vereinbaren einen Termin für eine persönliche Beratung im häuslichen Bereich oder es findet eine Telefon- bzw. Onlineberatung statt. Beispiele für solche Institutionen im pflegerischen Zusammenhang sind: Patientenberatungsstellen wie die Alzheimer Gesellschaft, AIDS-Hilfe, Patienten-Informationszentren, Pflegestützpunkte oder private Pflegeberatungsstellen.

3.2 Beratung im alltäglichen Pflegeprozess

Ein sehr bedeutendes Feld pflegerischer Beratung stellt das alltägliche Pflegehandeln dar. Dort bieten sich zahlreiche Möglichkeiten, denn Beratung kann überall dort stattfinden oder in die Wege geleitet werden, wo sich Anlässe dafür bieten, z.b. bei der Körperpflege, beim Mobilisieren, bei der OP-Vorbereitung oder auch im Zusammenhang mit der bevorstehenden Entlassung. Diese Beratungen im Rahmen des Pflegeprozesses können zu den halbformalisierten Angeboten gezählt werden.

Pflegende beraten hier ganzheitlich und alltagsnah, indem sie Signale bezüglich der Beratungsbedürfnisse aufgreifen, Beratungsbedarfe im Pflegeprozess ermitteln [→Kap. 4] und günstige Situationen, in denen Patienten für die Beratung zugänglich sind, nutzen.

Durch den Körperbezug und die Körpernähe der Pflegearbeit entsteht in bedeutsamen Problem- oder Krisensituationen ein besonderer Zugang zu den kranken bzw. pflegebedürftigen Menschen. Diese Nähe kann Vertrauen schaffen und die „Tore" öffnen für eine hilfreiche und förderliche Beratung.

Neben diesen vielen Beratungsmöglichkeiten besteht für Pflegende außerdem ein Beratungsauftrag im Zusammenhang mit den Pflegestandards. Wird z.B. bei einem Patienten im Rahmen des Pflegeprozesses ein Sturzrisiko erfasst, kommt der Expertenstandard zur Sturzprophylaxe zum Tragen und dieser sieht eine Beratung vor.

Alle bisher vom Deutschen Netzwerk für Qualitätssicherung in der Pflege entwickelten →Expertenstandards beinhalten Beratungsaufgaben. Sie werden dort nach definierten Kriterien zur Struktur-, Prozess- und Ergebnisqualität sinngemäß wie folgt beschrieben:

- Pflegende sind in der Lage, dem Thema entsprechend zu beraten (Strukturqualität).
- Sie führen die Beratung entsprechend dem Standard durch (Prozessqualität).
- Das Ergebnis der Beratung ist erkennbar und messbar (Ergebnisqualität).

3.3 Beratung und Anleitung durch spezialisierte Pflegeexperten

Für die Beratung und Anleitung durch spezialisierte Pflegeexperten werden derzeit vor allem in größeren Kliniken entsprechende Rahmenbedingungen geschaffen. Etabliert oder im Aufbau begriffen sind inzwischen Angebote wie
- Diabetesberatung und -schulung (Diabetesberater)
- Stomaberatung (Stomatherapeut)
- (In-)Kontinenzberatung (Urotherapeut)
- Beratung zum Schmerzmanagement (Pain Nurse)
- Beratung zum Wundmanagement (Wound-Care Manager)
- Beratung bei Brustkrebs (Breast Care Nurse)
- Elternberatung in der Neonatologie (bei Frühgeborenen und kranken Neugeborenen)
- Stillberatung (Laktationsberaterin)

Für eine Beratung zu einem dieser Themen können speziell geschulte Pflegeexperten der Krankenhäuser von den Pflegenden vor Ort hinzugezogen werden oder die Patienten und Angehörigen werden aufgefordert, die vorhandenen Angebote wahrzunehmen. Die Gespräche oder Anleitungen sind von den Beratern vorbereitet und finden in einem vorgegebenen Zeitrahmen statt. Sie können als halbformalisierte Beratung am Krankenbett durchgeführt werden (z.B. im Zusammenhang mit der ersten Stomaversorgung) oder als formalisierte Angebote (z.B. als Diabetesschulung) in einem extra dafür vorgesehenen Raum zu einem festgelegten Zeitpunkt speziell ausgewiesen sein, meist angeboten in der Gruppe mit ähnlich Betroffenen.

Merkmale dieser Beratungsform sind, dass sie im günstigsten Fall in einer ruhigen Umgebung (Patientenberatungsraum) stattfinden, der Berater von begleitenden Pflegetätigkeiten ungestört ist und einen vorgegebenen Zeitrahmen zur Verfügung hat.

3.4 Elternintegration durch Beratung und Anleitung

Seit der Öffnung der Krankenhäuser für die Eltern kranker oder pflegebedürftiger Kinder in den 1960er Jahren ist die Elternintegration Thema in der Kinderkrankenpflege. Es wurden damals originär pflegerische Tätigkeiten wieder in den Aufgabenbereich der Angehörigen gegeben und nicht mehr ausschließlich das erkrankte Kind, sondern die gesamte Familie in den Mittelpunkt gerückt. Die Aufgabe der Gesundheits- und Kinderkrankenpflegerin versteht sich somit als Begleitung und Unterstützung der gesamten Familie. Damit wird deutlich, dass die Kinderkrankenpflege ohne Anleitungs- oder Beratungsangebote heute gar nicht denkbar wäre.

Beratungs- und Anleitungsbeispiele für die Elternintegration
- Ernährungsberatung bei Adipositas: Neben Wissen und Aufklärung dazu sollen den Eltern Erkenntnisse ermöglicht werden, die zu Verhaltensänderungen führen können. Ziel dieser Beratung ist, die Verantwortlichkeit der Eltern für die Gesundheit ihres Kindes zu fördern.
- Elternberatung zur Prävention des „plötzlichen Kindstodes": Ziel ist, die elterlichen Ressourcen in Bezug auf die Prävention zu stärken und Sicherheit zu vermitteln.
- Anleitung bei der Sondierung der Nahrung über eine Dauersonde: Sie bezieht sich auf das Erlernen der speziellen Fertigkeiten, die für die Sondenernährung erforderlich sind und auf das dazugehörige Wissen.
- Beratung der Mutter eines Kindes mit schwerer Neurodermitis: Die Beratung dient hier der Lösung eines vorhandenen Problems, wie z.B. der Resignation bezüglich des Juck-Kratz-Kreislaufs oder ihre Verzweiflung, dass nichts mehr hilft. Die Beratung kann sich auf Möglichkeiten der Juckreizlinderung aber auch auf Verhaltensänderung seitens der Mutter beziehen. Ziele könnten sein, ihre Kräfte zu mobilisieren, Perspektiven zu entwickeln und die Fähigkeit zur Bewältigung dieser Situation zu stärken.

3.5 Gesetzlicher Auftrag zur Beratung im ambulanten Pflegebereich nach §37 SGB XI

Pflegende im ambulanten Bereich haben gegenüber Pflegebedürftigen, denen Pflegegeld gewährt wird, nach §37 des Sozialgesetzbuchs XI [→Kap. 1.5] einen gesetzlichen Auftrag zur Beratung. Entsprechend der jeweiligen Pflegestufe sieht das Pflegeversicherungsgesetz halb- bzw. vierteljährlich verpflichtend einen Beratungsbesuch vor, den eine Pflegefachkraft einer zugelassenen Pflegeeinrichtung durchführen soll. Ziel ist zum einen, die häuslich Pflegenden zu unterstützen und zum anderen, die Qualität der häuslichen Pflege sicherzustellen. Pflegeberatung ist hier als Pflichtberatung für Leistungsempfänger bzw. deren Pflegende konzipiert und wird nur geringfügig vergütet, was den Gestaltungsspielraum bei der Umsetzung sehr einschränkt.

Dieses Handlungsfeld bietet die große Chance, mit pflegerischer Beratung auf die Pflegebedürftigen bzw. Angehörigen zuzugehen und in der häuslichen Umgebung die Gesamtsituation zu erfassen. Dies stellt sich aber nicht nur aus Kosten- und somit Zeitgründen, sondern bereits in der Konzeption als problematisch dar. Ein Grund dafür ist die Tatsache, dass es sich bei dem Beratungsbesuch um eine Pflichtveranstaltung handelt, bei deren Nichtinanspruchnahme die Betroffenen mit Sanktionen von Seiten der Pflegekasse rechnen müssen. Fraglich bleibt, inwieweit eine Beratung mit diesem Auftrag unterstützend sein kann und nicht vielmehr als reine Kontrolle verstanden wird.

3.6 Beratung im Kontext der Pflegeüberleitung

Pflegeüberleitung trägt dazu bei, dass Patienten alle erforderlichen Leistungen entsprechend ihrem Hilfebedarf auch nach der Entlassung aus dem Krankenhaus bzw. generell beim Übergang in eine andere pflegerische Versorgungsform erhalten. Das Konzept der Pflegeüberleitung stellt eine Ergänzung zum Krankenhaus-Sozialdienst dar und beabsichtigt, auf der Basis der multiprofessionellen Zusammenarbeit die bestmögliche Unterstützung und Versorgung der Patienten zu erreichen. Beratungs- und Managementaufgaben spielen hierbei eine zentrale Rolle. Es geht z.b. um Informationsvermittlung zu weiterführenden Hilfsangeboten, um Beratung zur Bewältigung von Hilfebedürftigkeit oder auch um Beratung der Angehörigen zur häuslichen Versorgung. Nicht selten schließt die Pflegeüberleitung auch die Beratung von Mitarbeitern der kooperierenden Einrichtungen mit ein.

Beispiele für Beratungsthemen der Pflegeüberleitung:
- Ermittlung des aktuellen oder zu erwartenden Pflegebedarfs und Vermittlung der nötigen Leistungen (Pflegedienst, Hilfsmittel etc.)
- Kontaktvermittlung zu einem Sanitätshaus und Hilfe bei der Hilfsmittelauswahl
- Klärung finanzieller Fragen in Zusammenarbeit mit dem Sozialdienst
- Beratung und Anleitung der Angehörigen zu bestimmten Pflegetechniken, z.B. Lagerung, Injektion verabreichen, Umgang mit dem Absauggerät
- Sicherstellung der Schmerztherapie in Zusammenarbeit mit dem behandelnden Arzt
- Vermittlung zu Selbsthilfeinitiativen

Werden im Rahmen der Überleitung Versorgungslücken deutlich oder ergibt sich weiterer Beratungs- und Koordinierungsbedarf, dann schließt sich daran das Konzept des →Care und Case Managements an.

3 Handlungsfelder pflegerischer Beratung

3.7 Beratung im Rahmen des Care und Case Managements

Care und Case Management meint die auf den Einzelfall ausgerichtete Unterstützung und Begleitung eines Patienten mit komplexen Versorgungsbedarfen und schließt dessen Angehörige bzw. Bezugspersonen mit ein.

Der überwiegende Teil der Pflegebedürftigen wird derzeit in der häuslichen Umgebung gepflegt – von Angehörigen und ambulanten Pflegediensten. Mit dem Grundsatz „ambulant vor stationär" gibt das Pflegeversicherungsgesetz im §3 SGB XI der Versorgung im häuslichen Bereich deutlich den Vorrang und zielt darauf ab, die Pflegebereitschaft der Angehörigen zu unterstützen. Da Pflegebedürftigkeit häufig durch chronische Erkrankung verursacht ist, sind chronisch kranke Menschen von diesen Veränderungen im Gesundheitswesen besonders betroffen.

Die Absicht, Pflegebedürftigen möglichst lange ein Leben in der häuslichen Umgebung zu ermöglichen, ist nicht nur gesundheitspolitisch, sondern auch für die meisten Betroffenen erstrebenswert. Gleichzeitig bringt diese Veränderung einige Probleme mit sich.

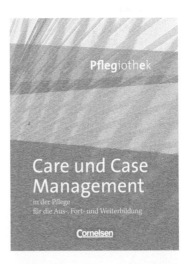

Ehlers, Corinna: Care und Case Management in der Pflege. Reihe Pflegiothek. Cornelsen, Berlin 2011

Mit Beratung im Rahmen des Care und Case Managements sollen diese Probleme aufgefangen werden:
- Pflegebedürftige und deren Angehörige sind oftmals mit ihrer Situation überfordert, weil die Unterstützung, die sie brauchen, nicht von einer einzigen Institution – z.B. vom ambulanten Pflegedienst – geleistet werden kann, sondern Hilfe von verschiedenen Seiten und auf unterschiedlichen Ebenen nötig ist.
- Den meisten Betroffenen fehlt der Überblick über die professionellen Hilfsangebote. Das betrifft sowohl pflegerische als auch soziale Dienstleistungen.
- Bei chronisch Kranken ergibt sich durch Veränderungen im Krankheitsverlauf (neue Symptome, Verluste) oft ein neuer Hilfebedarf. Die Alltagsorganisation verändert sich, die Betroffenen müssen sich erneut anpassen und die neue Situation, in der sie sich befinden, bewältigen. Das erfordert ständig neue Kompetenzen von den Kranken und ihren Angehörigen, die sie nur schwer ohne Hilfe entwickeln können.
- Die pflegenden Angehörigen als wichtigste Ressource bei der Versorgung und Unterstützung von chronisch Kranken im häuslichen Bereich tragen eine große Last. Um sie vor Überforderung und somit vor Krankheit zu schützen, sind Beratung bezüglich der Gesunderhaltung und Präventionsmaßnahmen bei beginnender Überlastung unabdingbar.

Care und Case Management will die Kranken, Pflegebedürftigen und deren Angehörige dabei unterstützen, die für sie nötigen und möglichen Leistungen selbstständig zu nutzen. Eine Beratung in diesem Zusammenhang kann darüber hinaus verfügbare Ressourcen erschließen, Stärken fördern und das Gefühl von Sicherheit bei der Bewältigung der Krankheit oder des Alltags ermöglichen.

3 Handlungsfelder pflegerischer Beratung

3.8 Pflegeberatung in Pflegestützpunkten

Beratung und Unterstützung bei Pflegebedürftigkeit wird derzeit im Bundesgebiet durch inzwischen ca. 200 sogenannten Pflegestützpunkte angeboten. Entstanden sind diese Pflegestützpunkte auf der Basis des Gesetzes zur Weiterentwicklung der Pflegeversicherung (PfWG) vom 01.07.2008.

Der §92c PfWG [→Kap. 1.5.2] sieht vor, dass Pflege- und Krankenkassen Pflegestützpunkte einrichten, um die **wohnortnahe Beratung, Versorgung und Betreuung** der Versicherten zu gewährleisten. Die Entscheidungskompetenz, ob und in welchem Umfang die Kassen verpflichtet werden, obliegt allerdings den Ländern, die hierfür entsprechende Rahmenverträge aufstellen müssen. Aus diesem Grund verläuft die Entwicklung bei der Etablierung von Pflegestützpunkten länderspezifisch sehr unterschiedlich.

Die Schaffung dieser neuen Versorgungsstrukturen wurde bundesweit ab Januar 2009 durch 16 Pilotstützpunkte vorbereitet und vom Kuratorium für Deutsche Altershilfe (KDA) wissenschaftlich begleitet.

Die Vorgabe vom Gesetzgeber, bei der Einrichtung von Pflegestützpunkten bestehende Strukturen zu nutzen, konnte z.B. in Berlin sehr gut umgesetzt werden, indem die Koordinierungsstellen „Rund ums Alter" integriert wurden. Aber in den Stützpunkten werden heute nicht nur alte Menschen, sondern auch junge pflegebedürftige oder behinderte Menschen, hilfebedürftige Kinder oder psychisch Kranke und vor allem Angehörige von einem kompetenten Team unterstützt. Sozialarbeiter, Pflegeberater oder Sozialversicherungsangestellte mit einer entsprechenden Zusatzqualifikation [→Kap. 1.4.2] helfen Ratsuchenden entweder telefonisch, in Sprechstunden oder sie machen Hausbesuche.

Die Neutralität ist in den Pflegestützpunkten gewährleistet, indem die Finanzierung über die Pflege- und Krankenkassen, über die Kommunen und in manchen Fällen das Land erfolgt.

In den Ländern, in denen Pflegestützpunkte eingerichtet wurden, umfasst deren Aufgabenspektrum die unabhängige Information und Beratung von Pflegebedürftigen und Angehörigen, die Koordinierung aller Hilfs- und Unterstützungsangebote und die Vernetzung der pflegerischen und sozialen Betreuungsangebote. Das bedeutet, alle Bürger, die von Pflegebedürftigkeit betroffen sind und Rat oder Hilfe brauchen, können mit ihren Anliegen rund um das Thema Unterstützung und Pflegebedürftigkeit zum Pflegestützpunkt kommen und sich Hilfe holen.

Beabsichtigt ist durch den Gesetzgeber, dass Beratung im Pflegestützpunkt wenn möglich schon in der Vorphase, sobald ein Hilfebedarf erkennbar wird, in Form eines Kontaktgesprächs in Anspruch genommen wird. Zu diesem Zeitpunkt reichen häufig schon Antworten auf die dringlichsten Fragen, um eine erste Orientierung zu ermöglichen und ggf. erst Schritte einzuleiten:

- Welche Hilfen kann ich in Anspruch nehmen, um meinen demenzkranken Partner zu Hause versorgen zu können?
- Welche finanzielle Unterstützung gibt es? Wo muss man die beantragen?
- Wo ist der nächste Schmerztherapeut, den ich brauche, um die Sterbebegleitung meiner Mutter zu Hause zu organisieren?
- Welcher Pflegedienst wäre für uns geeignet?

Beratung findet zu diesem Zeitpunkt auf der Ebene der Informationsvermittlung statt. Im weiteren Verlauf und bei komplexen Konstellationen kommt die Pflegeberatung nach §7 [→Kap. 1.5.2] zum Tragen.

3 Handlungsfelder pflegerischer Beratung

Die Pflegeberatung nach §7 ist im Sinne des Fallmanagements durchzuführen und entspricht im Wesentlichen dem Care und Case Management-Regelkreis:
- Klärungsphase
- Falleinschätzung (Assessment): Hilfebedarf erfassen
- Zielvereinbarung und Hilfeplanung: Wie soll die Unterstützung erfolgen? Welche Unterstützungsangebote gibt es hierfür? Welche Träger müssen zusammengebracht werden?
- Umsetzung des Hilfeplans und Überprüfung (Monitoring): bei Bedarf die nötigen Leistungen organisieren und das Versorgungssystem koordinieren
- Evaluation und Rechenschaftlegung: die Durchführung des Versorgungsplan überwachen und ggf. anpassen

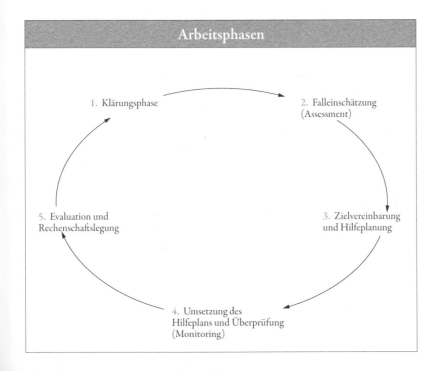

Die Pflegeberatung kann z.B. Frau F. bei der Betreuung ihres demenziell erkrankten Partners folgende Hilfe anbieten:
- eine Fortbildung vermitteln zum Thema Demenz, um die Gründe der Verhaltensveränderung zu verstehen und mit dem geistigen Verfall besser umgehen zu können
- eine Physiotherapeutin einbeziehen, die den Ehemann mehrfach wöchentlich behandelt
- einen Architekten einschalten, um den Umbau in der eigenen häuslichen Umgebung umzusetzen, damit die tägliche Pflege erleichtert wird
- Beratung zu Hilfsmitteln und deren Finanzierung
- Kontakt zu einem Gesprächskreis für Angehörige demenziell erkrankter Menschen herstellen, damit sie mit der emotionalen Belastung besser fertig wird
- ermöglichen, dass der Ehemann zweimal wöchentlich in eine Tagespflegeeinrichtung gehen kann, um Entlastung für sie zu schaffen

Für privat Versicherte stellt die private Pflegeberatung COMPASS eine Alternative zu den Pflegestützpunkten dar. Ratsuchende können dort zunächst telefonisch Kontakt aufnehmen und ihr Anliegen schildern. Ist ein umfassender Hilfebedarf erkennbar, findet das Beratungsgespräch vor Ort im häuslichen Bereich statt. Die speziell geschulten Berater stellen damit für alle privat Versicherten den im Gesetz verankerten Anspruch auf kostenfreie und unabhängige Pflegeberatung sicher.

 www.compass-pflegeberatung.de

Hinweis: Der Begriff „Pflegestützpunkt" ist nicht gesetzlich geschützt. Bei Informationsbedarf sind die Pflege-und Krankenkassen oder die Kommunen die richtigen Ansprechpartner.

 www.pflegestuetzpunkteberlin.de

3.9 Patienten-Informationszentren

Die Entwicklung der Patienten-Informationszentren (PIZ) nahm in Deutschland 1998 ihren Anfang mit einem Modellprojekt. Initiiert wurde das Projekt von der Universität Witten/Herdecke und realisiert am Kreiskrankenhaus Lüdenscheid sowie in einer Seniorenwohnanlage in Lippstadt. 1999 konnten beide Einrichtungen erstmals ihre Tore öffnen mit Informations- und Beratungsangeboten rund um das Thema Krankheit und Gesundheit. Nach diesem Vorbild, das sich auf das amerikanische „Patient-Learning-Center" in Boston bezieht, sind mittlerweile mehrere Zentren in anderen deutschen Städten entstanden.

Beabsichtigt war und ist, Patienten und deren Angehörigen ein **niederschwelliges Informationsangebot** zu machen, da der Informationsbedarf immer mehr zunimmt. Die Veränderungen im Gesundheitswesen verlangen inzwischen sehr viel Eigenverantwortung und Selbstfürsorge von Patienten und entsprechend verändern sich deren Bedürfnisse und die der Angehörigen. Frühzeitige Entlassungen erfordern die Entwicklung von Bewältigungsstrategien oder die Übernahme der Pflege durch Angehörige. Komplexe Behandlungsmöglichkeiten verlangen die aktive Mitwirkung aller Beteiligten und Patienten mit chronischen Krankheiten sollen möglichst Experten ihrer Lebenssituation bleiben oder wieder werden. Gesundheitseinrichtungen sind dadurch aufgefordert, ihre Angebote den veränderten Bedürfnissen anzupassen – z.B. mit der Einführung eines Patienten-Informationszentrums.

Die Angebote im PIZ in Lüdenscheid basieren auf dem Konzept der Patienten- und Familienedukation [→Kap. 2.2.1] und umfassen:
- gesundheitsbezogene Information durch Gespräche und mit Hilfe verschiedener Medien
- Schulungen, um bestimmte Fähigkeiten oder Pflegetechniken für zu Hause zu erlernen und einzuüben
- Beratung als Unterstützung bei der Anpassung an krankheitsbedingte Veränderungen

Diese Angebote sind für Patienten und Angehörige kostenlos und unverbindlich. Speziell ausgebildete Pflegekräfte unterstützen bei der Informationssuche zu bestimmten Krankheiten, Gesundheitsproblemen oder individuellen Problemstellungen. Hierfür stehen diverse Medien zur Verfügung:
- Broschüren und Gesundheitsmagazine
- Bücher, CDs und Videos
- PC mit Internetzugang
- Adressenlisten verschiedener Selbsthilfegruppen

Die Schulungen werden als Gruppen- oder Einzelschulungen zu unterschiedlichen Themen angeboten. Interessierte können hier Techniken wie das Spritzen erlernen oder auch an einem mehrtägigen individuellen Pflegetraining für Angehörige teilnehmen. Ziel ist, die Selbstpflegekompetenz zu fördern und die Angehörigen einzubinden.

Beratung findet im Dialog statt und ist auf individuelle Bedürfnisse und Fragen abgestimmt. Beratungsbedarf kann z.B. entstehen auf Grund der Nebenwirkungen einer Chemotherapie, nach einer Versorgung mit Hilfsmitteln wegen Bewegungseinschränkungen oder wegen einer Nahrungsmittelunverträglichkeit. Die Beratung soll dabei unterstützen, dass der Alltag nicht durch die Erkrankung bestimmt wird, sondern wieder durch den Betroffenen selbst.

In der Regel werden Patienten-Informationszentren von Kliniken angeboten und sind auch dort angesiedelt. Die Mitarbeiter (speziell qualifizierte Pflegekräfte) verstehen sich als Berater oder als Helfer bei der Informationssuche und nehmen oft eine moderierende und vermittelnde Rolle ein. Sie organisieren darüber hinaus Vorträge, Themenwochen, Foren oder Gesprächskreise für pflegende Angehörige, sind beteiligt an der Öffentlichkeitsarbeit und halten den Kontakt zu Pflegenden und Experten auf den Stationen.

3 Handlungsfelder pflegerischer Beratung

3.10 Pflegeberatung telefonisch

Informations- und Beratungsangebote sollen möglichst niederschwellig, d.h. für Patienten und Angehörige gut und leicht erreichbar sein. Die Versorgungsstrukturen reichen allerdings momentan nicht aus, um allen Betroffenen eine Beratung von Angesicht zu Angesicht zu ermöglichen. In manchen Regionen, vor allem in ländlichen Gegenden, sind viele Pflegebedürftige oder Angehörige deshalb auf telefonische Angebote angewiesen.

Eine **unabhängige telefonische Beratung** ist inzwischen Bestandteil der Hilfsangebote bei den meisten Anbietern von Pflegeberatung. Seien es die Pflegestützpunkte, die Organisation COMPASS oder der „Pflegeservice Bayern", sie alle sind über eine kostenlose Servicenummer täglich in einem festgelegten Zeitfenster erreichbar. Auch einige Krankenkassen bieten telefonische Beratungen an.

Ein besonderes Beispiel im Zusammenhang mit Telefonberatung stellt die Beratungs- und Beschwerdestelle „Pflege in Not" dar. Sie bietet Beratung und Hilfe in Krisensituationen (auch Gewalt) für Pflegebedürftige, Angehörige und Fachkräfte an. Nicht selten wird diese Kontaktstelle von pflegenden Angehörigen genutzt, die mit ihrer Situation überfordert sind. Eine auf Wunsch auch anonyme telefonische Beratung kann dabei unterstützen, die Situation zu entschärfen, bevor sie möglicherweise aus der Not heraus den Pflegebedürftigen gegenüber gewalttätig werden.

Die telefonische Beratung im Zusammenhang mit **Disease-Management** (systematische Behandlungsprogramme für chronisch kranke Menschen) unterscheidet sich von den anderen telefonischen Beratungsangeboten. Hier werden die Betroffenen, die an Desease-Management-Programmen teilnehmen, in regelmäßigen Abständen von den Telefonberatern aktiv kontaktiert. Sie beraten krankheitsbezogen z.B. zur regelmäßigen Medikamenteneinnahme, zu den Blutwerten, aber auch zu pflegerischen Themen, zur Lebensführung und zur Gesundheitsvorsorge.

4 Grundhaltung, Methoden und Instrumente individueller Beratung

Eine Beratung, die auf die individuelle Problemlage des Patienten oder seiner Bezugspersonen und auf die jeweilige Situation zugeschnitten sein soll, verlangt vom Berater vielfältige Kompetenzen [→Kap. 1.3]. Dazu zählen auch Flexibilität und die Fähigkeit, auf unterschiedliche Methoden zurückgreifen zu können, denn Beratung ist immer multimethodisch angelegt. Sie reicht vom aufmerksamen Zuhören über die gemeinsame Analyse der Problemstellung, die Unterstützung der Selbstreflexion, die Hilfe bei der Deutung der aktuellen Lage bis hin zur emotionalen Begleitung in Krisensituationen oder zur Unterstützung bei der Entwicklung von konkreten Handlungsstrategien.

In Anlehnung an Kapitel 2.3 wurden zur Förderung von Basiskompetenzen für die pflegerische Beratung einige Vorgehensweisen, die sich aus pflegewissenschaftlicher Sicht als geeignet darstellen, ausgewählt und erprobt. Sie sind im Folgenden anwendungsbezogen beschrieben.

Für die Umsetzung in der Aus-, Fort- und Weiterbildung ergeben sich folgende **sechs Bausteine** als erste Schritte auf dem Weg zur Beratungskompetenz:

- eine professionelle Beratungshaltung entwickeln [→Kap. 4.1]
- Orientierung an pflegerischen Leitgedanken (Beratungsprinzipien) [→Kap. 4.2]
- den Beratungsbedarf einschätzen und erfassen (Assessment) [→Kap. 4.3]
- die Beratungsangebote dem individuellen Bedarf anpassen [→Kap. 4.4]
- den Beratungsprozess lösungsorientiert gestalten [→Kap. 4.5]
- Anleitungen als gezielte Lehr- und Lernprozesse gestalten [→Kap. 4.6]

4 Methoden und Instrumente individueller Beratung

4.1 Eine professionelle Beratungshaltung als Basis

Instrumentelle Fertigkeiten und Kenntnisse führen in der Beratung nur auf der Basis einer bestimmten Beziehungsqualität zum Erfolg; das ist eine grundlegende Voraussetzung. Dabei gilt die persönliche Haltung des Beraters als entscheidende Größe. Für die Beratung in der Pflege heißt das vor allem: den zu Beratenden respektvoll begegnen, die Patientenperspektive und die Selbstbestimmung in den Mittelpunkt stellen und den Betroffenen Kompetenzen sowie die Fähigkeit zur Selbstsorge zugestehen.

4.1.1 Die personenzentrierte Haltung

Nach Carl Rogers [→Kap. 2.1.1] ist die persönliche Haltung des Beraters dann förderlich, wenn sie sich in Form von Wertschätzung, Empathie und Echtheit ausdrückt. Diese Merkmale sind als zusammengehörige Einheit zu sehen, da das eine nicht ohne das andere möglich ist.

Wertschätzung

Eine erfolgreiche Beratung gelingt nur auf der Basis von Vertrauen und hierfür sind das Gefühl von Sicherheit sowie ein gewisses Maß an Nähe und Wertschätzung nötig. Nimmt der Berater eine positive und akzeptierende Haltung dem Patienten/Klienten gegenüber ein, kann dieser sich sicher fühlen, ohne Bedenken zu haben, auf Ablehnung oder Zweifel von Seiten des Beraters zu stoßen. Die zu Beratenden sollen erfahren, dass sie so respektiert werden, wie sie sind, damit Offenheit und Mut aufkommen können, um neue Perspektiven zu erproben und Veränderungen zuzulassen.

Vom Berater erfordert diese Haltung die Fähigkeit, fremde Werte zu akzeptieren und das zunächst fremde Verhalten zu respektieren, auch wenn dies mit den eigenen Erwartungen und der eigenen Einstellung nicht übereinstimmt.

Empathie

Mit dem psychotherapeutischen Begriff Empathie nach Rogers ist das einfühlende Verstehen gemeint: verstehen, was ein anderer denkt und fühlt, dieses kommunizieren (z.B. durch Rückspiegelung) und damit dem Klienten Einsichten, persönliches Wachstum und Persönlichkeitsveränderung ermöglichen.

Die vollständige Übertragung dieses Empathiebegriffs für den Pflegebereich ist nicht zweckmäßig und in der Pflegepraxis nur bedingt anwendbar. Denn die pflegerische Situation kann einer psychotherapeutischen nicht gleichgesetzt werden. Deshalb wurde der Empathiebegriff für die Pflege konkretisiert und auf das Berufsfeld bezogen aktualisiert. Die Pflegewissenschaftlerin Claudia Bischoff-Wanner hat einen pflegespezifischen Empathiebegriff entwickelt, die kognitive Empathie. Hierbei steht der kognitive Aspekt, die Perspektivenübernahme, im Vordergrund.

Für pflegerische Beratungssituationen ist es hilfreich, sich auf dieses Verständnis der kognitiven Empathie zu beziehen. Empathie als Perspektivenübernahme wird hier verstanden als ein bewusster und willentlicher Akt des Wahrnehmens und Verstehens, der es grundsätzlich ermöglicht, mit allen Patienten empathisch zu sein, unabhängig von Abneigung oder Zuneigung. Es geht darum, den inneren Gesamtzustand des zu Beratenden zu erfassen, was sowohl seine Gedanken und Motive als auch seine Gefühle zu der Problemlage umfassen kann. Der Berater versucht die Perspektive eines anderen Menschen einzunehmen, die Welt so zu sehen, wie dieser sie sieht und somit sein Erleben zu verstehen. Der kognitiven Empathie kommt besonders große Bedeutung zu, wenn es darum geht, das zu erfassen und zu verstehen, was einem fremd ist.

4 Methoden und Instrumente individueller Beratung

Kanäle des empathischen Verstehens sind in der Beratung neben der Sprache vor allem nonverbale Mitteilungen wie der Klang der Stimme, der Ausdruck, die Mimik oder die Körperhaltung. In der Pflege wird eine empathische Haltung überwiegend nonverbal und körperbezogen vermittelt, was auch das Besondere an der pflegerischen Beratung darstellt. Die Gleichzeitigkeit von körperlicher Handlung, nonverbaler und verbaler Kommunikation unterscheidet die pflegerische Beziehung von Beziehungen in anderen helfenden Berufen wie z.B. der Sozialarbeit oder der Psychotherapie.

Voraussetzung für das empathische Verstehen sind vor allem Sensibilität für die Wahrnehmung eines anderen Menschen und eine sehr große Aufmerksamkeit aller Sinne.

Echtheit

Der Begriff „Echtheit" oder „Kongruenz" wird allgemein als Übereinstimmung oder Deckungsgleichheit definiert. Im therapeutischen Bereich und in der Beratung ist damit das authentische (unverfälschte) Verhalten des Therapeuten/Beraters gegenüber seinem Klienten gemeint. Das Innere des Beraters, das was er fühlt und erlebt, soll mit dem übereinstimmen, was er äußerlich mitteilt oder tut. Er soll sich nicht hinter einer Fassade verstecken, damit es zu einer echten Begegnung zweier Menschen kommen kann.

Sich in (Beratungs-)Beziehungen echt zu verhalten bedeutet, als Berater achtsam sich selbst gegenüber zu sein und die eigenen Gefühle im Beratungsprozess bewusst wahrzunehmen. Das heißt z.B., dass der Berater nicht die Rolle des kompetenten Fachexperten vorspielt, wenn er gerade ein Gefühl von Hilflosigkeit erlebt. Es kann auch bedeuten, dass er in einer Beratungssituation selbst so berührt ist und das Aufsteigen von Tränen zulässt, wenn dies angemessen erscheint. Aufgesetzte Freundlichkeit und vorgespieltes Interesse werden vom Gegenüber als mangelnde Echtheit empfunden und verhindern den Aufbau von Vertrauen.

Eine personenzentrierte Haltung vermittelt sich in der pflegerischen Beratung auf vielfältige Weise:

Ausdrucksform	Merkmale (Beispiele)
verbal	<ul><li>zuhören und erzählen lassen</li><li>Erzählungen nicht unterbrechen</li><li>Gesagtes ohne Wertung aufgreifen</li><li>das Verstandene mit eigenen Worten mitteilen (paraphrasieren) und sich bestätigen lassen</li><li>offene und klärende Fragen stellen</li><li>wahrgenommene Gefühle spiegeln</li><li>eigene Grenzen erkennen und deutlich machen</li></ul>
nonverbal	<ul><li>Position „auf Augenhöhe" und Blickkontakt</li><li>ein verständnisvolles Lächeln</li><li>zustimmendes Nicken</li><li>miteinander lachen</li><li>Pausen zulassen, aushalten</li></ul>
körperbezogen	<ul><li>eine Berührung</li><li>eine offene, zugewandte Körperhaltung</li><li>das Wahrnehmen und Aufgreifen von körperlichen Hinweisen (z.B. kalte Hände, zittern)</li></ul>

Mögliche Ausdrucksformen der personenzentrierten Haltung

4 Methoden und Instrumente individueller Beratung

4.1.2 Empowerment als Haltung

Pflegende oder Berater, die sich am Konzept des →Empowerment orientieren, betrachten den Menschen als selbstbestimmtes und entscheidungsfähiges Wesen, das auch die Fähigkeit zur Selbstsorge besitzt. Eine Beratung in diesem Sinne stellt die Selbstbestimmung in den Mittelpunkt und zielt auf die Stärkung der Patienten oder Angehörigen.

Empowerment heißt, sich auf die Fähigkeiten zu konzentrieren, bzw. den Blick auf das richten, was den Patienten oder Angehörigen stärkt. Von Interesse sind weniger die Defizite oder Einschränkungen des Betroffenen, sondern vor allem vorhandene Kompetenzen, Ressourcen oder Entwicklungspotenziale. Dieser Beratungsansatz setzt eine entsprechende Haltung der Beratenden voraus. Beispiele für empowernde Aspekte in der Beratung:

- der Aufbau einer vertrauensvollen Beziehung, gekennzeichnet durch Respekt, Empathie, Erhalten der Würde, Anteilnahme und Zulassen der Selbstbestimmung
- Förderung der Wissens- und Fähigkeitsentwicklung, damit darauf basierend Entscheidungen getroffen werden können
- die vorübergehende Übernahme einer anwaltschaftlichen Funktion von Pflegenden, z.B. im Umgang mit Behörden, beim Kontakt zu Ärztinnen oder bei der Wahrung von Schutzbedürfnissen gegenüber Angehörigen
- Unterstützung der Patienten, die eigenen Ziele, Ressourcen und Kompetenzen zu erkennen, z.B. durch reflektierendes Zuhören, Fokussierung auf Stärken und durch ein ausführliches Assessment mit hohem Anteil an →Narration.

Im Zusammenhang mit der empowernden (inneren) Haltung wird darauf hingewiesen, dass dabei die Verbindung zur äußeren Haltung der Pflegenden, die auch Gestik, Sprache, Auftreten oder Kleidung umfasst, nicht unterschätzt werden sollte.

4.2 Orientierung an Beratungsprinzipien

Leitgedanken, die sich in der pflegerischen Tätigkeit widerspiegeln, sind als Ausdruck von Professionalität zu verstehen. Da Beratung immer eingebunden ist in den Kontext „Pflege", können diese Leitgedanken übergeordnet als Beratungsprinzipien dienen [→Kap. 2.3.2].

Ein professioneller Berater orientiert sein Handeln in der pflegerischen Beratung an diesen übergeordneten Prinzipien. Auf der Basis eines **humanistischen Menschenbildes** wird er den Betroffenen wertschätzend begegnen und in der Lage sein, eine vertrauensvolle Beratungsbeziehung aufzubauen. Durch die körpernahe Arbeit und die dadurch bedingte Dichte zum psychoemotionalen Erleben kann er Patienten ganzheitlich wahrnehmen und sich nicht nur auf vordergründige (körperliche) Probleme konzentrieren (= **Leiborientierung**).

Um Patienten gezielt zu informieren und durch Beratung kompetent unterstützen zu können, muss er etwas über das Selbstbild der Betroffenen und deren entwickelte Lebensstrategien erfahren (= **Biografieorientierung**). Er wird versuchen, das Problem aus der Perspektive des zu Beratenden zu erfassen, zu verstehen und mit ihm nach lebensorientierten Lösungen suchen (= **Fallverstehen**).

Soll Selbstbestimmung und Selbstverantwortung durch die Beratung gefördert werden, gilt es, auf der Basis einer symmetrischen Beziehung Lösungsmöglichkeiten und Lösungswege gemeinsam auszuhandeln (= **Subjektorientierung**). Beim gemeinsamen Erkunden von Ressourcen (= **Ressourcenorientierung**) und Entwickeln von Lösungen wird der Berater die individuelle Lebenssituation des Betroffenen in den Mittelpunkt stellen und ihn als Experten seines Alltag respektieren (= **Lebensweltbezug**).

Hat er gesundheitsfördernde Aspekte im Blick, versucht er, die entsprechenden Ressourcen und auch Widerstände zu erfassen und unterstützt den Patienten dabei, Sicherheit zu gewinnen und sich handlungsfähig zu erleben (= **Salutogenese**).

4 Methoden und Instrumente individueller Beratung

Leitgedanke	Hauptmerkmal/Stichwort	zeigt sich in der Beratung
humanistisches Menschenbild	„der Mensch als eigenverantwortliches Wesen"	in einer personenzentrierten Beratungshaltung
Patienten- und Subjektorientierung	„Dialog auf Augenhöhe"	im gemeinsamen Aushandeln
Salutogenese	„der Blick auf das, was gesundmacht"	in gesundheitsfördernden Aspekten der Beratung
Alltags- und Lebensweltorientierung	„der Patient als Experte seines Alltags"	in einer biografieorientierten Diagnostik
Ressourcenorientierung	„mit der Krankheit leben lernen"	in der Unterstützung individueller Lernprozesse
Biografieorientierung	„die Einzigartigkeit des eigenen Lebens"	in der Achtsamkeit gegenüber den Lebenserfahrungen
Fallverstehen	„die Perspektive des Hilfesuchenden"	in der Erhaltung der autonomen Lebenspraxis
Leiborientierung	„Einheit von Körper, Geist und Seele"	in der mehrdimensionalen Wahrnehmung

Übersicht zu den Beratungsprinzipien – abgeleitet von den pflegerischen Leitgedanken [→Kap. 2.3.2]

4.3 Beratungsbedarf einschätzen und erfassen

Wie der Pflegeprozess beginnt auch der Beratungsprozess mit der Einschätzung und Erfassung der Probleme bzw. des Beratungsbedarfs. Die Ermittlung kann auf unterschiedlichen Wegen und mit Hilfe verschiedener Instrumente erfolgen. Im Pflegeberatungsmodell für chronisch Kranke [→Kap. 2.2.2] wird für die Einschätzung des Beratungsbedarfs z.b. das Modell der →Pflege- und Krankheitsverlaufskurve nach Corbin/Strauss genutzt. Die Basis stellt dabei das →narrative Gespräch dar, bei dem der Berater alles Erzählte durch aufmerksames Zuhören aufgreift. Neben diesen speziellen Assessmentverfahren (engl. *to assess*: = beurteilen einschätzen) können von den Theoriekonzepten in Kapitel 2 für die Erfassung des Beratungsbedarfs einige geeignete Vorgehensweisen abgeleitet und genutzt werden. Die im Folgenden getroffene Auswahl ist für die Beratung im Rahmen des Pflegeprozesses gut anwendbar und auf verschiedenste Beratungssituationen übertragbar.

4.3.1 Beratungsbedarf und Beratungsbedürfnis

Wichtig ist zunächst der Hinweis, dass es Unterschiede zwischen dem von den Pflegenden vermuteten oder festgestellten Beratungsbedarf und dem subjektiven Beratungsbedürfnis von Seiten des Patienten oder der Angehörigen geben kann. Dies gilt es zu erkennen und in Übereinstimmung zu bringen, damit eine Beratung überhaupt stattfinden kann.

4 Methoden und Instrumente individueller Beratung

Den Beratungsbedarf aus fachlicher Sicht einschätzen

- Im Rahmen der Pflegeanamnese werden Selbstpflegeerfordernisse, Belastungen sowie zu fördernde Aspekte ermittelt und im Laufe des Pflegeprozesses erweitert bzw. angepasst. Pflegende können hier auf Grund ihrer Kompetenzen in der pflegerischen Interaktion, in Gesprächen oder durch Beobachtung von physiologischen, psychologischen oder sozialen Phänomenen erkennen, ob aus fachlicher Sicht ein Beratungsbedarf vorliegt.

> **Beispiel** Frau L. (80 Jahre alt) wurde vor einer Woche an der Hüfte operiert (Totalendoprothese). Bei der Mobilisation wirkt sie sehr unsicher und hält ihr Bein teilweise so ungünstig, dass die Gefahr einer Luxation (Auskugeln des Hüftgelenks) besteht. Sie macht einen verspannten und verängstigten Eindruck. Für die Pflegende wird dadurch deutlich, dass Frau L. zunächst eine Beratung über die Luxationsgefahr und die vorbeugenden Maßnahmen benötigt. Daran anschließend sollte eine gezielte Anleitung zur Mobilisation erfolgen, damit sie Sicherheit erlangt und ihre Selbstständigkeit gefördert wird.

- Kommt als Ergebnis der Pflegeanamnese bei einem Patienten einer der →Expertenstandards zur Anwendung, kann der Beratungsbedarf hiervon abgeleitet werden, denn alle Standards weisen Beratungsaufgaben aus.

> **Beispiel** Bei Herrn W. wurde auf Grund des Morbus Parkinson und der aktuellen Verschlechterung seiner Lage eine Sturzgefahr festgestellt. Der Expertenstandard sieht hierfür eine Information zu den Risikofaktoren und eine Beratung zu möglichen prophylaktischen Maßnahmen vor.

- Eine besondere Beachtung verdient das Entlassungsmanagement bei der Ermittlung des Beratungsbedarfs. Die Pflegeüberleitung wird dabei zur Schnittstelle, an der durch die Risikoeinschätzung und das Erfassen des zukünftigen Unterstützungsbedarfs auch Beratungsbedarfe im Sinne der Befähigung des Patienten oder der Angehörigen erkennbar werden. Die Beratung und die Bedarfsermittlung in diesem Zusammenhang schließt ggf. auch die Mitarbeiter der kooperierenden Einrichtungen ein.

> **Beispiel** Bei Herrn K. musste der Kehlkopf entfernt und ein Tracheostoma (Verlagerung der Luftröhre nach außen) angelegt werden. Dieser Eingriff verändert die Lebenssituation des Betroffenen in großem Maße. Bevor Herr K. aus dem Krankenhaus entlassen werden kann, ist eine umfassende Beratung und Anleitung erforderlich, damit er ein größtmögliches Maß an Alltagskompetenz im Umgang mit dem Stoma erreicht. Er soll Sicherheit in der Versorgung des Tracheostomas gewinnen, Akzeptanz gegenüber der neuen Situation entwickeln, in außergewöhnlichen Situationen reagieren (z.B. bei Luftnot) und mit den Hilfsmitteln umgehen können. Ziel der Beratung und Anleitung in dieser Situation ist, dass der tracheotomierte Patient die Versorgung selbst übernehmen kann und die Angehörigen ggf. unterstützend tätig werden und auf Notsituationen vorbereitet sind. Für den Fall, dass die Betroffenen krankheitsbedingt Probleme mit der Versorgung haben, muss ein ambulanter Pflegedienst eingeschaltet werden.

4 Methoden und Instrumente individueller Beratung

Im ambulanten Pflegebereich ergibt sich darüber hinaus für Pflegende häufig ein gesetzlicher Beratungsauftrag durch die Vorgaben im §37 SGB XI. Dieser Paragraf sieht einen Beratungsbesuch für Pflegebedürftige vor, die Pflegegeld beziehen und damit ihre Versorgung sicherstellen. Der Beratungsbedarf wird hier vom Gesetzgeber vorgegeben, um die häuslich Pflegenden zu unterstützen und die Qualität der häuslichen Pflege sicherzustellen.

> **Beispiel**
> Herr P. lebt im Haus seines Sohnes und der Familie. Die Schwiegertochter ist halbtags berufstätig und hat die Pflege von Herrn P. übernommen. Wenn sie nachmittags außer Haus ist, unterstützt sie der Ehemann, der freiberuflich tätig ist und sein Büro im Haus hat. Herr P. ist 81 Jahre alt, leidet neben einer allgemeinen Altersschwäche auf Grund einer cerebrovaskuläre Insuffizienz (Gehirndurchblutungsstörung) unter einer Hirnleistungsschwäche, die mit Schwindel, Vergesslichkeit und Konzentrationsstörungen verbunden ist. Weitere Probleme stellen die Urin- und Stuhlinkontinenz dar und dass er auf Grund einer relativ frischen Wirbelfraktur bewegungseingeschränkt und sturzgefährdet ist.
>
> Frau P. übernimmt für ihren Schwiegervater die komplette Hausarbeit, bereitet ihm täglich die Mahlzeiten zu, unterstützt ihn bei der Körperpflege, bei der Inkontinenzversorgung und hilft ihm beim Anziehen. In seiner kleinen Wohnung kann er sich noch mit einer Gehhilfe bewegen, aber beim Gang nach draußen braucht er Hilfe. Darüber hinaus versucht die Familie zu gewährleisten, dass immer jemand in erreichbarer Nähe bleibt, weil er sonst extrem verunsichert ist.
>
> Frau P. erhält für die Unterstützung ihres Schwiegervaters Pflegegeld und hat deshalb Anspruch auf eine Beratung durch eine Pflegefachkraft in der „eigenen Häuslichkeit". In ihrem Fall müsste sie gemäß §37 SGB XI zweimal im Jahr diese Beratung „abrufen" bzw. zulassen. Sie wird dabei nach möglichen Problemen befragt und der Situation entsprechend z.B. zur Inkontinenzversorgung, zur Sturzprophylaxe oder zur Unterstützung bei der Mobilisation beraten.

**Beratungsbedarf aus der Perspektive
der Betroffenen oder Angehörigen erfassen**

Relevante Beratungsthemen aus Sicht der Patienten oder Angehörigen werden im Pflegeprozess meist durch aufmerksames Beobachten erfasst und aus Erzählungen der Patienten im Alltagshandeln aufgegriffen. Darüber hinaus ergeben sich die Themen auch durch Fragen, Äußerungen von Ängsten und Unsicherheiten oder durch die Beschreibung ihrer Sorgen. Indem Pflegende aufmerksam zuhören und das Erzählen zulassen, können sie erkennen, welche Beratungsbedürfnisse vorliegen. Zur Systematisierung des Beratungsbedarfs empfiehlt es sich an dieser Stelle ein Assessmentschema [→Kap. 4.3.2] zu nutzen.

Beratungsbedarf und -bedürfnisse in Balance bringen

Der Beratungsbedarf, der von den Pflegenden aus fachlicher Sicht ermittelt wurde, muss mit den Beratungsbedürfnissen oder -wünschen des Patienten in Einklang gebracht werden, ansonsten bleibt der Beratungserfolg aus. Eine „Beratung", in der die Betroffenen ausschließlich mit Fachwissen überhäuft werden und Belehrungen erfahren zum Umgang mit ihrer Krankheit, stellt keine Hilfe dar und führt nachweislich nicht zu nachhaltigen Veränderungen.

Ein Beispiel aus der Ausbildungspraxis:

> Beispiel Herr M. (65 Jahre) leidet seit einigen Jahren unter Morbus Parkinson und ließ sich vor zwei Jahren einen Hirnstimulator implantieren. Aktuell musste er wegen eines Sturzes ins Krankenhaus eingewiesen werden. Bei dieser Gelegenheit soll auch der Stimulator neu eingestellt werden. Die Schülerin J. ermittelte bei der Pflegeanamnese ein hohes Sturzrisiko. Herr M. fühlt sich extrem unsicher beim Aufstehen, hält sich deshalb viel im Bett auf und ist auf Hilfe angewiesen. Die Schülerin J. plant, ihn über Sturz-Risikofaktoren zu informieren und sowohl zu Möglichkeiten der Sturzprophylaxe im Krankenhaus als auch zu Hause zu beraten.

4 Methoden und Instrumente individueller Beratung

Die Schülerin formuliert für die Beratung folgende Ziele:
- Herr M. ist über das Sturzrisiko und Möglichkeiten der Sturzprophylaxe informiert.
- Er nutzt die Hilfe und Anleitungsangebote von Seiten der Pflege bei der Mobilisation, was eine Mobilisationssteigerung zur Folge hat.
- Er erlangt Sicherheit und größtmögliche Selbstständigkeit bei der Mobilisation, beim Transfer und beim Duschen.
- Durch die Beratung sieht er Möglichkeiten, das Sturzrisiko zu verringern und leitet ggf. nötige Veränderungen in die Wege.

Als im Beratungsgespräch mit Herrn M. seine Wohnung zum Thema wird, merkt sie, dass seine Vorstellungen mit ihren geplanten Beratungsinhalten nicht vereinbar sind. Herr M. macht deutlich, dass er seine sehr stilvoll eingerichtete Wohnung auf keinen Fall verändern möchte – keine Haltegriffe, Nachtlichter anbringen, Teppiche entfernen etc. Denn er hat die Wohnung mit viel Liebe und Geld nach seinem Geschmack gestaltet. Viel wichtiger wäre ihm ein Warnsystem, das ihm ermöglicht, im Falle eines Sturzes sofort Hilfe rufen zu können.

Die Beraterin zeigt sich flexibel, weicht von ihrer ursprünglichen Planung ab und handelt einen Kompromiss aus: Herr M. wird eine Fachberatung zu geeigneten Warn- bzw. Alarmsystemen erhalten, damit er vor der Krankenhausentlassung alles Nötige veranlassen und sich zu Hause sicher fühlen kann. In der aktuellen Beratungssituation erreicht sie dadurch, dass Herr M. sich für Informationen zur Sturzgefahr hier im Krankenhaus öffnet, sich auf eine Beratung zu vorbeugenden Maßnahmen einlässt und eine Anleitung zur sicheren Mobilisation interessiert annimmt.

Dieses Beispiel zeigt, wie wichtig es ist, dass Beratung zum Dialog wird. Hätte die Schülerin J. an ihren Beratungsinhalten festgehalten und Herrn M. mit Informationen und ihrem Fachwissen überhäuft, wäre er wohl nicht bereit gewesen, sich auf die Beratung und Anleitung einzulassen.

4.3.2 Das Assessment durchführen

Um bereits bei der Pflegeübernahme die zentralen Probleme aus Sicht des Patienten oder Angehörigen zu erfassen, sollte zunächst ein kurzes Orientierungsgespräch geführt werden. Dabei können pflege- und beratungsrelevante Informationen erfasst und erste (Beratungs-)Schritte eingeleitet werden.

Orientierungsgespräch bei der Pflegeübernahme
- Wie nimmt der Betroffene die vorhandenen Probleme wahr?
- Worin sieht er momentan die größte Herausforderung für sich oder seine Familie bzw. Bezugspersonen?
- Welche Hilfe braucht er aus seiner Sicht im Moment am dringlichsten?
- Welche Vorerfahrungen hat er im Umgang mit Krankheiten?
- Sieht er Unterstützungsmöglichkeiten? Welche?
- Welche Vorkenntnisse hat er? Gibt es dringende Fragen, die aktuell beantwortet werden müssen?
- Wer soll ggf. in die Beratung mit einbezogen werden?
- Voraussetzungen für die Beratung erfassen: Ist die Wahrnehmungs- oder Aufnahmefähigkeit eingeschränkt? Wie sind die (Lern-)Motivation und Lernmöglichkeiten einzuschätzen? Gibt es sonstige Einschränkungen oder bereits erkennbare Ressourcen?

Assessmentschema zur Systematisierung nutzen

Klaus Sander, ein deutscher Beratungspsychologe, hat für die Ausbildung zur personenzentrierten Beratung ein Einordnungsschema zur Systematisierung von Beratungsinhalten und Methoden entwickelt. Dieses Schema wurde in das Pflegeberatungsmodell für chronisch Kranke [→Kap. 2.2.2] integriert und soll auch hier als Instrument zur Systematisierung des Beratungsbedarfs dienen.

Er geht bei seiner Systematik von folgenden überwiegenden Vorgehensweisen des Beraters aus:
- Informations- und Orientierungsangebote
- Deutungs- und Klärungsangebote
- Handlungs- und Bewältigungsangebote

die sich auf verschiedene Problemfelder beziehen:
- auf das Selbst
- auf die Beziehung zu anderen
- auf die Lebenswelt

Die drei Aspekte der Problemerfahrungsfelder und die der Lösungsangebote bezeichnet Sander als die Didaktik (das WAS) und Methodik (das WIE) des Beratungsgesprächs.

Einordnung der Beratungsthemen in die Erfahrungsfelder
Erfasste Beratungsinhalte oder Themen können den drei Problemerfahrungsfeldern folgendermaßen zugeordnet werden (Beispiele):
- **Selbsterfahrung:** „Inwieweit schränkt mich die Medikamenteneinnahme ein?" – „Wie kann ich meine Ängste vor einer Organabstoßung in den Griff bekommen?" – „Wie kann ich mich disziplinieren und die Diätvorschriften umsetzen?"
- **Beziehungserfahrung:** „Wie wirkt sich die Krankheit auf die Familie aus?" – „Kann unsere Beziehung diesen Belastungen standhalten?" – „Unsere gemeinsame Zukunftsperspektive hat sich durch die Krankheit von einem auf den anderen Tag zerschlagen. Wie soll es jetzt weitergehen?"
- **Lebenswelterfahrung:** „Welche Hilfsmittel stehen mir zu?" – „Wie wird die Krankheit meinen Freundes- und Bekanntenkreis verändern?" – „Welche Unterstützungsmöglichkeiten für die häusliche Versorgung wären hilfreich oder nötig?"

Zuordnung zu den Ebenen oder Lösungsangeboten

Die Beratungsthemen werden nach dem Modell von Sander anschließend den drei unterschiedlichen Beratungsebenen oder Lösungsangeboten zugeordnet (Beispiele):

Lösungs-angebote	Problemerfahrungsfelder		
	Selbsterfahrung	Beziehungs-erfahrung	Lebenswelt-erfahrung
Information/ Orientierung	Informationsbedarf ▪ zur Medikamentenwirkung und -einnahme	Informationsbedarf ▪ zu Entlastungsmöglichkeiten der Bezugspersonen	Informationsbedarf ▪ zu Leistungen der Pflegeversicherung
Deutung/ Klärung	Hilfe beim Ordnen ▪ der Probleme, sich gesundheitsförderlich zu verhalten	Hilfe beim Deuten ▪ der Sorge, die Familie zu stark zu belasten	Klärungsbedarf ▪ bei der Schwierigkeit Hilfe in Anspruch zu nehmen
Handlung/ Bewältigung	Unterstützungsbedarf ▪ bei der Erstellung eines Ernährungsplans	Anleitungsbedarf ▪ des Ehepartners bei der Mobilisation	Unterstützungsbedarf ▪ bei der Antragstellung zur Pflegestufe

Assessmentbeispiel „Herr Schiele"

In der Fallsituation „Herr Schiele" wurde der Beratungsbedarf anhand von Informationen aus der Krankenakte, aus Beobachtungen und vor allem auf der Grundlage eines ausführlichen Orientierungsgesprächs erfasst:

> **Beispiel** Herr Schiele ist ein 67-jähriger Patient, der vor drei Wochen auf Grund eines Schlaganfalls in die Klinik kam. Es wurde ein Hirninfarkt (cerebraler Insult) diagnostiziert mit Halbseitenlähmung (Hemiplegie) links, Gesichtsnervlähmung (Fazialisparese) links und Störung der Sprechmotorik (Dysarthrie). Nach einigen Tagen auf der Intensivstation kam er auf die neurologische Station und wartet nun auf die Verlegung in eine Rehabilitationsklinik. Der Patientendokumentation ist zu entnehmen, dass Herr Schiele momentan auf Marcumar® eingestellt wird und unter einem Hypertonus leidet, der medikamentös behandelt wird. Krankengymnastik erhält er täglich und einmal wöchentlich eine logopädische Behandlung. Das Orientierungsgespräch mit Herrn Schiele ergab Folgendes:
>
> Der Schlaganfall hat ihn nach einem Besuch auf dem Wochenmarkt getroffen. Er legte sich zu Hause zum Ausruhen auf das Sofa und konnte anschließend nicht mehr aufstehen und nicht mehr sprechen. Er rief einen Freund an und lallte ins Telefon. Zum Glück hat der gleich gemerkt, dass etwas nicht stimmte, und sofort den Notarzt verständigt.
>
> Seitdem befindet sich Herr Schiele im Krankenhaus; die linke Körperhälfte ist gelähmt, er liegt viel im Bett, ist völlig abhängig von anderen und zur „Sicherheit" auch noch mit einer „Windel" versorgt. Es belastet ihn sehr und er schämt sich dafür, dass er den Urin und den Stuhl nicht lange halten kann und allein nicht zur Toilette kommt. Im linken Bein sind zwar einige Veränderungen spürbar, oft kribbelt es und die Kraft kommt langsam wieder, aber im Arm tut sich nichts! Verständigen kann er sich inzwischen auch etwas besser, aber nur, wenn er ausgeruht ist und wenn man ihm Geduld entgegenbringt.

Am meisten belastet ihn im Moment seine Hilflosigkeit und dass er nicht weiß, wie es weitergehen soll. Seine Lebensgefährtin ist erheblich jünger als er und Mutter von zwei Kindern im Alter von 8 und 10 Jahren. Er hat Fotos der Mädchen auf dem Nachttisch, möchte aber im Moment nicht, dass sie zu Besuch kommen und ihn so sehen. Seine Lebensgefährtin kommt ihn täglich besuchen, aber er merkt, dass sie im Umgang mit ihm sehr unsicher ist. Sie versucht ihm viel zu helfen – z.B. beim Waschen, beim Anziehen, beim Aufsetzen usw. – kann das aber in seinen Augen nicht so gut wie die Leute hier im Krankenhaus. Sie nimmt ihm einerseits viel zu viel ab, hat aber andererseits nicht die Kraft, ihm aus dem Bett zu helfen. Am besten geht das mit Schwester Anne. Bei ihr „muss" er raus, sie fordert ihn, lässt ihn aber auch in Ruhe etwas selber machen und ermutigt ihn sehr. Problematisch wird es immer, wenn Schwester Anne frei hat.

Er ist sowieso zurzeit oft niedergeschlagen und „nah am Wasser gebaut". Dass er so viel weint, ist ihm völlig fremd, weil er immer ein optimistischer und lebensfroher Mensch war. Bis vor einem Jahr arbeitete er noch begeistert als Garten- und Landschaftsbauer und stand auch nach der Berentung all seinen Bekannten bei der Gartengestaltung mit Rat und Tat zur Seite. Er hat es genossen, viel in der Natur zu sein. Aber das ist nun alles vorbei!

Für seine Zukunft sieht Herr Schiele im Moment gar keine Perspektive. Das Auto soll sein Freund gleich verkaufen, denn fahren wird er sowieso nicht mehr und wer den großen Garten versorgen soll, ist auch die Frage. Am meisten Sorge hat er wegen seiner Lebensgefährtin, weil er Angst hat, dass sie auf Dauer mit der großen Belastung nicht fertigwird.

Eigentlich kann das alles nur gehen, wenn er endlich selbstständiger werden würde. Er möchte so gerne wieder auf die Beine kommen und unbedingt das Gehen und das Sprechen wieder richtig erlernen. Dafür hat er aber viel zu wenig Gelegenheit, zu wenig Krankengymnastik, zu oft Pflegekräfte, die keine Zeit haben und immer noch keinen freien Platz in der Rehabilitationsklinik. Wie soll das nur weitergehen?

4 Methoden und Instrumente individueller Beratung

Systematisierung des Beratungsbedarfs von Herrn Schiele

Lösungs-angebote	Problemerfahrungsfelder		
	Selbsterfahrung	Beziehungserfahrung	Lebenswelterfahrung
Information/ Orientierung	Informationsbedarf • zum Verlauf der Krankheit und zu Therapieerfolgen (Bobath-Konzept) • zur Medikation als Prophylaxe	Informationsbedarf • zu Unterstützungsmöglichkeiten zu Hause • zu Angeboten für Angehörige	Informationsbedarf • zu ambulanten Reha-Möglichkeiten (Logopädie, Physiotherapie) • zu Schlaganfall-Selbsthilfegruppen
Deutung/ Klärung	Klärungsbedarf • Gefühl des Ausgeliefertseins und der Abhängigkeit • Irritation durch die psychische Labilität, geringe Belastbarkeit • fehlende Perspektive	Hilfe beim Ordnen • der Ängste, die Lebensgefährtin zu sehr zu belasten • der Schamgefühle; „ein Mann trägt keine Windel" • der Minderwertigkeitsgefühle gegenüber den Kindern	Klärungsbedarf wg. • Belastung durch einschneidende Veränderungen im Alltagsleben (Mobilität, Aktivitäten) • fehlender Beschäftigungsmöglichkeit (Gartengestaltung)
Handlung/ Bewältigung	Anleitungsbedarf • zur selbstständigen Bewegung • zur Wahrnehmungsförderung im Alltag • Beratungsbedarf zum Umgang mit der Inkontinenz	Beratungsbedarf • zur Erhaltung seiner sozialen Kontakte (Rückzug vermeiden) • Hilfebedarf bei der Kontaktaufnahme mit ähnlich Betroffenen	Unterstützungsbedarf • Verlegung in der Reha-Klinik beschleunigen • bei der Beantragung professioneller Hilfe (Pflege, Logopädie, Physiotherapie) • bei der Auswahl und Beschaffung der Pflegehilfsmittel • ggf. bei der Einleitung einer Wohnraumanpassung

Auswahl der möglichen Beratungsthemen für Herrn Schiele.

4.4 Beratungsangebote dem Bedarf anpassen

Ist der Beratungsbedarf erfasst und systematisiert, geht es als Nächstes darum, ein individuelles Beratungsangebot und das geeignete methodische Vorgehen zu wählen.

Die Frage nach konkreten Beratungsmethoden oder -techniken lässt sich gut in Anbetracht der Zielstellung der Beratung beantworten. Eine Beratung, die Selbstbestimmung ermöglichen, Kompetenz fördern und bei der Reflexion und Krankheitsbewältigung unterstützen will, wird in der Tendenz personenzentriert sein [→Kap. 4.1.1]. Das konkrete Vorgehen des professionellen Beraters orientiert sich darüber hinaus an der jeweiligen Situation und erfordert eine Mischung aus Handlungs- und Reflexionskompetenz.

Je nach Situation kann es sinnvoll sein, einfühlsame Fragen zu stellen, Vermutungen auszusprechen, neue Perspektiven anzuregen, Gefühle zu spiegeln, Feedback zum Verhalten zu geben, Wissen zu vermitteln oder Fertigkeiten einzuüben. Der Berater muss passend zur Situation eine Wahl zwischen einer eher *direktiv lenkenden* und einer *nicht-direktiv unterstützenden* [→Kap. 1.3.4] Vorgehensweise treffen.

Entsprechend der oben dargestellten Systematisierung der Beratungsbedarfe nach Sander stehen drei „Lösungsangebote" zur Wahl, welche die Vorgehensweisen des Beraters widerspiegeln. Diese Angebote stellen drei Ansätze dar, in denen verschiedenste Beratungsmethoden typologisch und somit vereinfacht zusammengefasst sind:

- Informations- und Orientierungsangebote [→Kap. 4.4.1]
- Deutungs- und Klärungsangebote [→Kap. 4.4.2]
- Handlungs- und Bewältigungsangebote [→Kap. 4.4.3]

Erkennbar wird bei dieser Darstellung allerdings nicht, dass alle drei Vorgehensweisen in der Beratungspraxis häufig unmittelbar miteinander verbunden sind.

4 Methoden und Instrumente individueller Beratung

4.4.1 Information und Orientierung

Bei diesem Beratungsangebot geht es darum, sachliche Informationen zur Problemsituation zu geben, die den Betroffenen eine erste Orientierung über die Krankheit, die Therapie, über mögliche Gefahren, Einschränkungen, Unterstützungsangebote etc. ermöglichen.

Beispiele hierfür sind:
- Information über die Ursachen und Folgen aufgetretener Symptome (Krankheitswissen)
- Aufzeigen der Wirkung bestimmter Medikamente und des korrekten Umgangs damit (Therapiewissen)
- Wissen vermitteln zum Erkennen möglicher Komplikationen (z.b. Hautblutungen, Hypoglykämie)
- Information zur Prävention von Erkrankungen (Herzinfarkt, Schlaganfall) oder zu prophylaktischen Maßnahmen (bei Sturzgefahr, Infektionsgefahr)
- Information zu pflegerischen Therapiekonzepten, wie z.B. dem Bobath-Konzept oder der Basalen Stimulation®
- Aufzeigen und Erklären möglicher Hilfsmittel (z.B. Inkontinenzmaterialien, Stoma-Versorgungssysteme)
- Aufklärung über den prä- und postoperativen Verlauf

Auf der kognitiven Ebene wird hier der **vermittlungsorientierte Ansatz** [→Kap. 2.1.2] in die Pflegeberatung integriert. Ziel ist, Wissensdefizite auszugleichen, die zur alltagsorientierten Selbstsorge oder zum Krankheitsmanagement benötigt werden. Informationsvermittlung soll die Übernahme der Eigenverantwortung ermöglichen und die Therapiemotivation fördern (z.B. regelmäßige Medikamenteneinnahme). In der Regel wird hierbei Expertenwissen vermittelt oder aus Expertensicht „richtiges" Gesundheitsverhalten als Lernangebot vorgegeben.

Beratung als Informationsvermittlung wird häufig auf verbaler Ebene in Form von Erklären, Vortragen, Erläutern oder Kommentieren durchgeführt. Sie kann aber ebenso mit Hilfe von Broschüren, Anschauungsmaterial oder computergestützt erfolgen.

4.4.2 Deutung und Klärung

Deutungs- und Klärungsangebote sollen dazu beitragen, dass Zusammenhänge erkannt werden, die Auseinandersetzung mit dem Krankheitsgeschehen bzw. der Krise möglich wird oder zunächst Unfassbares zugänglich erscheint. Zwei wesentliche Ziele sind, die Bewältigungskompetenzen zu fördern und die Entscheidungsfähigkeit der Betroffenen zu stärken. Der Situation entsprechend werden dabei z.b. Einstellungen hinterfragt. Eigene Stärken und Schwächen werden erkannt, Ressourcen entdeckt und möglicherweise resultieren daraus neue Sicht- und Handlungsweisen.

Die pflegerische Beratung hilft auf dieser Ebene vor allem auch durch emotionale Unterstützung [→Kap. 2.1.1] bei der Krankheitsbewältigung und bei der Begleitung in Krisensituationen.

Beispiele für Deutungs- und Klärungsangebote sind:
- Konfrontation mit eigenen Stärken und Schwächen im Zusammenhang mit der Krankheitsbewältigung
- Unterstützung bei der Angstbewältigung, z.b. vor einem chirurgischen Eingriff
- Perspektivwechsel ermöglichen, um Verhaltensänderungen anzustoßen hin zu einer gesundheitsförderlichen Lebensweise (z.B. Belastungen vermeiden, die Krisen auslösen können)
- Unterstützung einer differenzierten Wahrnehmung, um Risiken auszuschließen, die Ursachen für Unfälle darstellen
- Anregung zur Reflexion, inwieweit beim Ehepartner die Bereitschaft vorhanden ist, pflegerische Aufgaben zu übernehmen
- das Ansprechen von Schamgefühlen ermöglichen oder unterstützen
- Perspektiven für den Umgang mit dem demenziell erkrankten Angehörigen eröffnen
- Anregung zur Reflexion der eigenen Grenzen und bei der Suche nach Unterstützungsmöglichkeiten (z.B. Hospizdienste)
- Trauerbegleitung der Familie

Eine Beratung auf dieser Ebene ist vor allem **lösungs- und ressourcenorientiert** [→Kap. 2.1.1]. Sie unterstützt die Betroffenen in kritischen Lebenssituationen bei der Entwicklung von Lösungsstrategien. Beabsichtigt ist, die bewusste Wahrnehmung von eigenen Ressourcen sowie die Entwicklung von →Copingstrategien zu fördern. Die Beratung kann für die Betroffenen Entlastung schaffen, sollte die Anpassungsleistung an veränderte Bedingungen erleichtern und zur Verhaltensveränderung befähigen. Dies ist einerseits durch eine professionelle Form der Zuwendung (Nähe) erreichbar und andererseits durch Förderung der Reflexionsfähigkeit der Ratsuchenden und Stärkung ihrer Entscheidungskompetenzen.

Ein weiterer Schwerpunkt liegt bei der **emotionalen Begleitung** [→Kap. 2.1.1], weshalb wesentliche Merkmale dieser Beratung folgende sind: Anteilnahme, Offenheit, Interesse am Schicksal des Anderen, das aktive Zuhören, das Spiegeln von Gefühlen, das Paraphrasieren, das Stellen der richtigen Fragen, die weiterführen und die Reflexion unterstützen.

Als Methoden bieten sich in entsprechenden Zusammenhängen neben den verbalen Möglichkeiten auch kreative Medien wie Malen oder Bewegen an.

4.4.3 Handlung und Bewältigung

Dieses Beratungsangebot ermöglicht den Erwerb von Handlungskompetenzen, was das Erlernen von praktischen Fertigkeiten für die Selbstpflege beinhaltet. Es werden Handlungsplanungen und Strategieentwicklungen gefördert sowie technisch-instrumentelle Fertigkeiten vermittelt, was neben dem Beratungsgespräch mit Hilfe von Übungen oder kleinen Schulungseinheiten gelingt und durch das Vermitteln von Handlings im Rahmen einer Anleitung.

Beispiele für eine Beratung als Handlungsanleitung:
- Anleitung zum Umgang mit dem Blutzuckermessgerät und zur Berechnung der Insulingabe
- Elternberatung: Erfassen von Unfallgefahren in der häuslichen Umgebung und gemeinsame Entwicklung möglicher Unfallverhütungsmaßnahmen
- gemeinsames Erstellen eines individuellen, umsetzbaren Ernährungsplans zur Gewichtsreduktion
- Beratung zum Schmerzmanagement bei chronischen Schmerzen
- Sensibilisierung der Körperwahrnehmung und Förderung der Selbstbeobachtung
- Entwicklung von Strategien zur regelmäßigen Medikamenteneinnahme
- schrittweise Annäherung und Anleitung zur Versorgung des Ileostomas (Dünndarmausgang)
- (In-)Kontinenztraining und -beratung
- Erlernen von Entspannungstechniken
- Hilfe bei der Koordination unterschiedlicher Unterstützungsleistungen

Eine Beratung auf dieser Ebene hat zum Ziel, die Selbstmanagementkompetenz zu fördern. Die Betroffenen werden beraten, angeleitet oder geschult, um ihre individuellen Lösungsmöglichkeiten im Alltag umsetzen zu können. Die Beratung kann sich dabei auf die Entwicklung von Fertigkeiten zur Selbstbeobachtung beziehen (z.B. die Blutzucker- oder Blutdruckkontrolle), auf die Umsetzung einer krankheitsgerechten Lebensführung oder auf die Handhabung von speziellen Tätigkeiten wie die Injektion oder Sondenernährung.

Wesentliche Merkmale der handlungsorientierten Beratung [→Kap. 2.1.4] sind die Förderung der Selbstbestimmung, die Achtung des Patienten als Experten seines Alltags, die Berücksichtigung der lebenspraktischen Bedürfnisse und eine interaktive Verständigung, um eine tragfähige Handlungsbasis zu schaffen. Die Vermittlung von praktischen Fertigkeiten bedarf außerdem der Fähigkeit, eine Anleitung als gezielten Lernprozess zu gestalten [→Kap. 4.6].

4 Methoden und Instrumente individueller Beratung

4.5 Den Beratungsprozess lösungsorientiert gestalten

Eine pflegerische Beratung bezieht sich i.d.R. auf komplexe Situationen oder Problemlagen, weshalb sie nicht auf ein einziges Erklärungs- und Handlungsschema reduziert werden kann, sondern fallbezogen, lösungsorientiert, helfend und nachhaltig sein muss.

Beratung wird deshalb meist als Problemlöseprozess beschrieben und je nach Beratungsansatz mit Hilfe unterschiedlicher Phasenmodelle dargestellt. Der Begriff Prozess bezieht sich dabei zum einen auf die Abfolge mehrerer Beratungen, in der sich die Problemlösung vollzieht, aber auch auf das prozesshafte Geschehen eines einzelnen Beratungsgesprächs. Unabhängig davon, welche Phasen bei den jeweiligen Ansätzen beschrieben werden, unterliegen sie meistens dem Muster des Problemlöseprozesses bzw. dem Modell der vollständigen Handlung:

- Einschätzung (Informieren, Orientieren),
- Planung (Entscheiden),
- Durchführung (Intervention, Lösungen erarbeiten)
- Evaluation (Bewerten, Reflexion).

Da Beratung aber ein interaktiver Prozess ist, wird sie nicht zwangsläufig nach diesem Schema ablaufen. Hierbei verschmelzen die Phasen eher, als dass sie klar voneinander abzugrenzen sind.

Im Rahmen der Aus-, Fort- und Weiterbildung hat es sich trotzdem als hilfreich herausgestellt, den Beratungsablauf gedanklich grob zu planen und je nach Situation mehr oder auch weniger strukturiert vorzugehen. Im Folgenden wird exemplarisch ein Phasenmodell vorgestellt, das sich an dem bereits etablierten Pflegeprozess orientiert (in Anlehnung an Hummel-Gaatz; Doll in: Oelke 2007, S. 524f), der Pflegenden und Auszubildenden vertraut und somit leicht umsetzbar ist.

Das Phasenmodell wird zunächst allgemein [→Kap. 4.5.1] und später anhand eines konkreten Beispiels [→Kap. 5.1.2] dargestellt.

4.5.1 Der Beratungsprozess als Phasenmodell

Phase 1: Beziehung herstellen, Kontaktaufbau

Der Beratungsprozess beginnt mit der Kontaktaufnahme und dem Aufbau einer Vertrauensbasis. Berater und zu Beratende verschaffen sich einen ersten Eindruck und stellen sich aufeinander ein. Beziehungen werden geklärt und Kompetenzen eingeschätzt. Wie intensiv diese Phase gestaltet wird, hängt davon ab, ob die Beratung in eine bereits bestehende Pflegebeziehung eingebettet ist oder ob es sich um einen Erstkontakt handelt.

Mögliche Vorgehensweise: Interesse und Anteilnahme zeigen; symmetrische Beziehung herstellen („auf Augenhöhe sein"); wertschätzende, personenzentrierte Haltung deutlich machen; sich als Berater selbst einbringen.

Phase 2: Beratungsbedarf erfassen, Orientierung

In der zweiten Phase geht es darum, den Beratungsbedarf zu präzisieren [→Kap. 4.3] und sich zu orientieren. Stimmt das subjektive Beratungsbedürfnis des Patienten und der erfasste Beratungsbedarf aus der Sicht der Pflegenden nicht überein, müssen sie miteinander in Einklang gebracht werden, damit eine Beratung überhaupt stattfinden kann.

Mögliche Vorgehensweise: Problemsituation aus Sicht des Patienten und die Ressourcen erfassen; die nicht-direktive Gesprächsführung (fragen, zuhören, verbalisieren) steht gegenüber der direktiven (informieren, Hinweise geben, Vorschläge machen etc.) im Vordergrund, ebenso wie das Wahrnehmen und Beobachten; am Ende Informationen strukturieren und Probleme aus fachlicher Sicht benennen.

4 Methoden und Instrumente individueller Beratung

Phase 3: Beratungsziele aushandeln, Klärung

In der dritten Phase steht die Klärung der Problemsituation im Vordergrund. Es wird gemeinsam herausgefiltert und festgelegt, was durch die Beratung erreicht werden kann und soll. Dies gelingt durch das freie Erzählen und indem der Berater die Konkretisierung des Problems durch geeignete Interventionen unterstützt sowie gewonnene Erkenntnisse zusammenfasst. Er zeigt Optionen auf und legt gemeinsam mit dem Betroffenen fest, was realistisch erreicht werden kann.

Mögliche Vorgehensweise: Empathisch die Perspektive des Patienten einnehmen; die Analyse der Problemsituation unterstützen – z.B. mit Fragestellungen, die zur Konkretisierung auffordern; aufmerksam zuhören; paraphrasieren; Gefühle widerspiegeln; zusammenfassen und fokussieren.

Phase 4: Lösungen entwickeln

In der vierten Phase geht es darum, Ressourcen zu diagnostizieren und darauf aufbauend Lösungen zu entwickeln. Mit Unterstützung durch den Berater werden bekannte Lösungsstrategien überprüft und neue Lösungsansätze herausgefunden. Der Berater kann die Unterstützung und Begleitung von Veränderungen in Aussicht stellen, Hintergrundwissen dazu vermitteln und gemeinsam mit dem Ratsuchenden die nötigen Interventionen planen.

Mögliche Vorgehensweise: Der Situation entsprechend gestaltet sich diese Phase oft als Balanceakt zwischen nicht-direktiver und direktiver Vorgehensweise. Das Abwägen der Vor- und Nachteile kann nur aus Sicht des Betroffenen erfolgen. Der Berater gibt keine Ratschläge, sondern ist offen, ermutigend, ggf. auch konfrontativ und fördert die Lösungsentwicklung.

Phase 5: Beratungsprozess reflektieren, Lösung überdenken
Die vorletzte Phase dient der Reflexion des Beratungsverlaufs. Die entwickelten Lösungen müssen für den Betroffenen klar sein und er sollte wissen, wie er sie in der Realität umsetzen kann. Die Lösungsarten können dabei sehr unterschiedlich sein und vom Überdenken einer Möglichkeit bis hin zu einem kleinschrittigen Handlungsplan reichen. Möglicherweise ergibt sich aus dieser Phase ein weiterer Beratungs-, Anleitungs- oder Schulungsbedarf, der zum Abschluss aufgegriffen wird.

Mögliche Vorgehensweise: Nach Umsetzungsmöglichkeiten fragen; gemeinsam den Beratungsprozess überdenken; die Ergebnisse zusammenfassen; Offenheit für weitere Fragen signalisieren.

Phase 6: Beratung beenden, weitere Vereinbarungen treffen
Zum Abschluss der Beratung wird häufig ein Kontrakt geschlossen. Das kann die Vereinbarung einer Bedenkzeit sein, die Überprüfung eines entwickelten Handlungsplans, die Weitervermittlung an einen Experten etc. Schließt sich ein weiterer Beratungszyklus an, wird er an dieser Stelle geplant und dokumentiert. Es soll deutlich werden, wie der Betroffene in dem Veränderungsprozess weiter begleitet wird.

Mögliche Vorgehensweise: Weiteres Vorgehen aushandeln; Angebote zur weiteren Unterstützung machen; festlegen, wann mit der Umsetzung begonnen werden soll; noch offene Fragen aufgreifen; Termine vereinbaren; sich verabschieden.

4 Methoden und Instrumente individueller Beratung

Phase 2
Beratungsbedarf/-bedürfnisse erfassen

Phase 1
Beziehung herstellen

Phase 3
Beratungsziele aushandeln

Phase 6
Beratung beenden

Phase 4
Lösungen entwickeln

Phase 5
Beratungsprozess reflektieren

4.5.2 Kommunikationsformen und Fragen

Von Pflegenden, die beratend tätig sind, werden im Besonderen kommunikative Fähigkeiten verlangt. Sie müssen im Beratungsprozess Gespräche initiieren, weiterentwickeln, dabei den roten Faden behalten und oft spontan die richtigen Worte finden. Um die Beratung ressourcen- und lösungsorientiert zu gestalten, kommt es außerdem darauf an, die richtigen Fragen zu stellen, um das Erzählen anzuregen und möglichst viel über die zu beratende Person, ihre aktuelle Situation und die Zusammenhänge zu erfahren.

Beispiele für Kommunikationsformen und Fragen im Beratungsprozess sind:

Absicht/Ziel	Kommunikationsformen/Fragenstellung
Kontakt aufnehmen	<ul><li>sich gegenseitig bekanntmachen</li><li>Gespräch eröffnen, nach dem Befinden fragen</li><li>an Vorinformationen anknüpfen</li><li>Interesse und Anteilnahme signalisieren</li></ul>
Beratungsbedarf erfassen	<ul><li>das freie Erzählen anregen</li><li>aktives Zuhören</li><li>Gehörtes oder eine Beobachtung aufgreifen und konkret nachfragen</li><li>„Gibt es spezielle Fragen, die Sie aktuell beantwortet haben möchten?"</li></ul>
Wünsche und Ängste erfassen	<ul><li>„Was beschäftigt/belastet Sie im Moment am meisten?"</li><li>„Welche Hilfe wünschen Sie sich?"</li><li>„Wer kann Sie Ihnen geben?"</li><li>„Was sind Ihre Bedenken?"</li><li>Gefühle widerspiegeln</li></ul>

4 Methoden und Instrumente individueller Beratung

beim Konkretisieren unterstützen	• Paraphrasieren = Gesagtes sinngemäß mit eigenen Worten wiederholen und bestätigen lassen (um Missverständnisse zu vermeiden): • „Was genau ist/war das Problem?" • „Gibt es Zeiten/Momente, in denen Sie sich gut fühlen? Was machen Sie da genau? Was ist da anders?"
Ressourcen ermitteln	• „Was hat Ihnen beim letzten Krankenhausaufenthalt (oder in einer vergleichbaren Situation) am meisten geholfen?" • „Wie haben Sie damals das Problem gelöst?" (Lösungsstrategien) • „Was war dabei gut?" • „Wie sieht Ihr Hilfesystem aus? Können Sie es jederzeit mobilisieren?"
anerkennen und stärken	• auch kleine Erfolge deutlich machen/darauf hinweisen: „Das ist sehr anerkennenswert, wie Sie selbst in dieser schwierigen Situation Ihren Alltag meistern." • „Sie zeigen sehr viel Durchhaltevermögen/Stärke." • „Ich bin überzeugt, dass Sie das erreichen."
nach Lösungen suchen	• „Was brauchen Sie, um damit (…) im Alltag umgehen zu können? • „Wie kann man Sie derzeit am besten unterstützen? Wer kann das?" • „Wie können Sie sich Entlastung verschaffen?" • Optionen vorstellen und Vor- und Nachteile abwägen lassen: „Was könnten Sie tun, damit sich die Situation für Sie verbessert?" • Beobachten und Gefühle spiegeln

4.6 Anleitungen als gezielte Lehr- und Lernprozesse

Bei der Anleitung geht es darum, das Erlernen praktischer Fertigkeiten zu unterstützen und die Handlungskompetenz der Betroffenen zu fördern. Ähnlich wie die Beratung kann auch die Anleitung als prozesshaftes Geschehen betrachtet und in unterschiedliche Phasen unterschieden werden:
1. Anleitung vorbereiten (Informationssammlung)
2. Anleitung planen (Ziele, Inhalte, Methoden festlegen)
3. Durchführung (nach der 4-Stufen-Methode)
4. Evaluation (Auswertung/Reflexion, weitere Planung)

4.6.1 Anleitung vorbereiten

Die Vorbereitung bezieht sich vor allem auf die Informationssammlung. Damit die Anleitung individuell auf den Patienten oder Angehörigen abgestimmt werden kann, stellt sich die anleitende Pflegekraft zunächst folgende Fragen:

Was soll vermittelt werden? Die Antwort auf diese Frage legt das Anleitungsthema bzw. den Inhalt der Anleitung fest (Beispiel: Blutzuckerkontrolle).

Wozu ist dieses Thema wichtig? Überlegungen hierzu führen zu einer übergeordneten Zielsetzung (Beispiel: selbstständige Durchführung der Blutzuckerkontrolle, um Stoffwechselentgleisungen zu verhindern) und zur zentralen Fragestellung für die konkrete inhaltliche Festlegung: Was müssen der Patient oder die Angehörigen alles wissen und können, um ihren Alltag sicher und möglichst unabhängig von fremder Hilfe bewältigen zu können?

4 Methoden und Instrumente individueller Beratung

Womit kann das übergeordnete Ziel erreicht werden? Diese Frage führt dazu, die Anleitungsinhalte zu konkretisieren und detailliert zu beschreiben. Am Beispiel der Blutzuckerkontrolle können Antworten darauf sein: Kapillarblut entnehmen, mit dem vorhandenen Blutzucker-Messgerät sicher umgehen können, den richtigen Zeitpunkt wählen, Werte interpretieren können etc.

Wer wird angeleitet? Der Anleiter versucht möglichst viel über denjenigen, der angeleitet werden soll, zu erfahren. Umso individueller kann die Anleitung geplant und gestaltet werden.

- Welche personalen Bedingungen liegen vor?
  Sprache, Sprachniveau, kulturelle Hintergründe, Ressourcen, Allgemeinzustand, Aufnahmefähigkeit, Einschränkungen etc.
- Welche Lernvoraussetzungen bringt der Anzuleitende mit?
  Bildungsstand, Vorkenntnisse und -erfahrungen, Möglichkeiten, sich zu informieren und die Information zu verarbeiten, Geschicklichkeit, Interessen; bei Kindern: Entwicklungsstand, Konzentrationsfähigkeit etc.
- Welche Motivation hat der Betreffende?
  Warum möchte derjenige diese Fertigkeit erlernen? Was hemmt ihn möglicherweise daran? Was fördert seine Motivation? Bei Angehörigen: Wie ist ihr Verhältnis zum Betroffenen? Warum möchten sie die Aufgabe übernehmen?
- Welcher Lernbedarf liegt vor?
  Wo liegen die Interessen des Anzuleitenden? Was fällt ihm leicht, was schwer (Stärken/Schwächen)? Was kann und soll durch die Anleitung erreicht werden? Worauf muss der Schwerpunkt bei der Anleitung gelegt werden?

Wo und **Wann** soll die Anleitung stattfinden? Entsprechend den Rahmenbedingungen vor Ort wird ein geeigneter Raum für eine ungestörte Anleitung gesucht und genügend Zeit dafür eingeplant. Findet die Anleitung auf Station statt, ist es sinnvoll, die Termine mit dem gesamten Pflegeteam abzusprechen.

4.6.2 Anleitung planen

Sind die Voraussetzungen und der Anleitungsbedarf erfasst, kann mit der Planung der Anleitung begonnen werden. Die didaktisch-methodischen Überlegungen hierzu erfolgen fallorientiert, d.h. sie sind auf die jeweilige Situation und individuell auf die Person bezogen, die angeleitet werden soll.

a. individuelle Anleitungsziele festlegen
b. konkrete Inhalte, Fertigkeiten, Verhaltensweisen bestimmen
c. geeignete Methoden, Medien, Hilfsmittel auswählen
d. den konkreten Ablauf festlegen

Anleitungsplanung am Beispiel von Herrn K.

Bei Herrn K. [→Kap. 4.3.1] musste auf Grund eines Kehlkopfkarzinoms ein Tracheostoma (Verlagerung der Luftröhre nach außen) angelegt werden. Herr K. möchte die Tracheostomaversorgung bis zur Entlassung selbstständig durchführen und wird aktuell zum Thema „Absaugen" angeleitet.

a **Individuelle Anleitungsziele festlegen**
- Herr K. bereitet alle nötigen Materialien zur Absaugung vor.
- Er überprüft das Absauggerät auf Funktionstüchtigkeit.
- Er beschreibt das korrekte Vorgehen und mögliche Gefahren (hygienische Notwendigkeiten, Technik beim Absaugen, Dauer etc.).
- Er beobachtet die Pflegekraft beim Absaugen (mit Spiegel) und überwindet dadurch mögliche Hemmungen.
- Er führt im nächsten Schritt die Absaugung unter Anleitung selbst durch und übt das Handling.
- Er vermeidet dabei Komplikationen (Hustenreiz, Verletzung, Luftnot) und beugt Gefahren vor (Infektionsgefahr).

b **Konkrete Inhalte, Fertigkeiten, Verhaltensweisen bestimmen**
Damit Herr K. erlernen kann, das Absaugen sicher und fachgerecht durchzuführen, müssen die Anleitungsinhalte konkretisiert werden.

Wichtig sind hierfür folgende Themen:
- Umgang mit den Materialien (Absaugkatheter, Absauggerät)
- hygienisch korrekte Vorgehensweise
- sinnvolle Handlungsschritte beim Absaugen
- mögliche Komplikationen und vorbeugende Maßnahmen
- Technik des Absaugens (Handling)
- Materialentsorgung und Pflege des Absauggerätes

c **Geeignete Methoden, Medien, Hilfsmittel auswählen**
Der Anleiter stellt sich als nächstes die Frage: „Wie und womit können die ausgewählten Inhalte Herrn K. am besten vermittelt werden?" Er bezieht sich dabei auf die individuell erfassten Lernvoraussetzungen.
- Geeignete Methoden können sein: Information, Demonstration durch die Pflegekraft, Demonstration durch den Patienten, Übungsmöglichkeiten, Überprüfung des Erlernten und Feedback durch die Pflegekraft
- Mögliche Hilfsmittel/Medien: Abbildung der veränderten anatomischen Verhältnisse durch die Kehlkopfentfernung, Schreibtafel, Checkliste mit Abbildungen der Handlungsschritte, Übungsmaterial (Absaugkatheter, Absauggerät), Informationsmaterial zum Absauggerät

d Den konkreten Ablauf festlegen

Im letzten Schritt der Planung werden unter Berücksichtigung der Rahmenbedingungen der Zeitpunkt und Ort der Anleitung mit dem Patienten oder Angehörigen vereinbart und der konkrete Handlungsablauf für die jeweilige Anleitungssequenz festgelegt. Die einzelnen Schritte sind davon abhängig, ob Herr K. zum ersten Mal angeleitet wird oder schon weiter fortgeschritten ist. Der Ablauf könnte folgendermaßen geplant sein:

Handlungsschritte	Durchführung	Beobachtung
gründliche Händereinigung	P und A	A
Materialien vorbereiten	P (Demonstration)	A
Überprüfung des Absauggerätes	P (Demonstration)	A
Händedesinfektion	P und A	A
Absaugkatheter mit Verlängerung verbinden	P (Demonstration)	A
Katheterspitze steril einführen – nicht berühren! (A trägt sterile Handschuhe – nur im Krankenhaus nötig!)	A (Information/ Demonstration)	P
Katheter ohne Sog vorschieben und mit leichten Drehbewegungen mit Sog wieder zurückziehen	A (Information/ Demonstration)	P
15 Sekunden bei der Absaugung nicht überschreiten	A (Information)	P
ggf. mit neuem Absaugkatheter Mund bzw. Nase absaugen	P (Demonstration)	A
Einmalkatheter entsorgen	A (Demonstration)	P
Absaugverlängerung mit Wasser durchspülen	A (Demonstration)	P
Materialien entsorgen, Gerät abschalten	P (Demonstration)	A

Beispiel für den geplanten Handlungsablauf einer Anleitung (P = Patient; A= anleitende Pflegekraft)

4.6.3 Durchführung der Anleitung

Als Nächstes treffen sich der Patient und die Pflegekraft. Am Beispiel von Herrn K. findet die Anleitung auf der Station in einem separaten Raum statt, der bereits vorbereitet und mit allen Hilfsmitteln ausgestattet ist. Der vorgesehene Zeitrahmen umfasst 15–20 Minuten.

Die Anleitung selbst erfolgt entsprechend der 4-Stufen-Methode:

Stufe 1	Stufe 2	Stufe 3	Stufe 4
informieren, Handlung erklären, Fragen beantworten	Handlung demonstrieren und erklären	Handlung nachmachen und erklären lassen (unter Anleitung)	Handlung selbstständig üben lassen (unter Beobachtung)

Auf der *ersten Stufe* erhält der Patient oder Angehörige von der anleitenden Person alle nötigen Informationen zur geplanten Handlung. Die Handlung wird vorbereitet, der Ablauf erläutert und der Anleiter weist auf die Besonderheiten hin.

Auf der *zweiten Stufe* beginnt der Anleitende mit der Demonstration der Handlung und erklärt dabei genau, was, wie und warum gemacht wird.

Im *nächsten Schritt* wird dem Patienten ermöglicht, die Handlung mit Hilfe selbst durchzuführen. Er kann sich unter Anleitung ausprobieren oder die Handlung selbst demonstrieren und erklären. Der Anleiter steht ihm dabei unterstützend zur Seite.

Auf der *Stufe vier* soll der Patient die Handlung selbstständig durchführen und so viele Übungsmöglichkeiten erhalten, bis er alle Handlungsschritte korrekt umsetzen kann und sich dabei sicher fühlt. Der Anleiter nimmt sich zunehmend zurück und begibt sich in die Rolle des Beobachters. Er kann dabei auf vorhandene Unsicherheiten oder auf den beobachtbaren Lernerfolg aufmerksam machen.

4.6.4 Evaluation

Nach jeder Anleitungssequenz erfolgt eine kurze Reflexion und Bewertung der Lernfortschritte. Wenn möglich sollte die Auswertung mit Hilfe der vorher formulierten Ziele auf einem Planungs- und Durchführungsdokument schriftlich fixiert werden.

Lernziele	Selbsteinschätzung (Lernender)	Fremdeinschätzung (Anleiter)	Hinweise
… kann das Gerät auf Funktionsfähigkeit überprüfen	☑ hat das Prinzip verstanden	☑ hat ein gutes technisches Verständnis; geht mit dem Gerät sicher um	☑
… beugt dem Infektionsrisiko vor (Hygiene)	☑ Händereinigung ☑ zwei Katheter benutzt	☐ Unsicherheiten beim sterilen Einführen des Katheters	☐ zusätzliche Übungen sind nötig
… vermeidet Hustenreiz und Luftnot beim Absaugen (Technik)	☑ ging soweit ganz gut, hat oberflächlich abgesaugt ☑ Katheter ohne Sog eingeführt und mit Sog herausgezogen	☑ hat 15 sec. beim Absaugen nicht überschritten ☐ geht sehr zögerlich vor, Drehbewegung fehlte, Sekret wurde nicht ausreichend abgesaugt	☐ erneute Information und Demonstration
usw.			

Beispiel für die Dokumentation aus der Anleitesequenz „Absaugen" mit Herrn K.

Im **Nachgespräch** hat der Patient die Möglichkeit, seine eigene Einschätzung abzugeben und mit der Einschätzung des Anleiters zu vergleichen. In diesem Zusammenhang werden Unklarheiten angesprochen und der Anleiter kann mit einigen gezielten Fragen prüfen, ob der Patient die wesentlichen Informationen und Handlungsabläufe verinnerlicht hat.

4 Methoden und Instrumente individueller Beratung

Eine besondere Bedeutung kommt bei der Evaluation dem **Feedback** der anleitenden Pflegekraft zu. Damit das Vertrauen in die eigenen Fähigkeiten gestärkt wird, muss der Patient wissen, was er gut gemacht hat, wie sein Können aus fachlicher Sicht eingeschätzt wird und welche Lösungsmöglichkeiten es bei evtl. aufgetretenen Problemen gibt. Am Ende der Evaluation steht die Planung weiterer Lernschritte, falls sich aus dem Gespräch ein erneuter Lern- und Übungsbedarf ergeben hat.

In der Praxis ist die Anleitung von Patienten oder Angehörigen nicht immer eindeutig von der Beratung zu trennen. Oft finden sich dabei auch beratende Anteile wieder, wenn Fragen auftauchen und Unsicherheiten oder Probleme während der Anleitung deutlich werden.

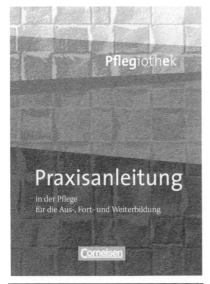

Eine vertiefende Auseinandersetzung mit dem Thema Anleitung von Schülern ist dargestellt in: Schulze-Kruschke, Christine; Paschko, Frauke: Praxisanleitung in der Pflegeausbildung. Reihe Pflegiothek. Cornelsen, Berlin 2011

5 Fallbeispiele aus der Beratungspraxis

Die folgenden Fallbeispiele stellen die Verbindung zwischen den Theoriekonzepten [→Kap. 2], den Methoden [→Kap. 4] und der pflegerischen Beratungspraxis dar. Es wurden fünf verschiedene Beispiele gewählt, die realen Fällen entsprechen und alle einen speziellen Schwerpunkt haben. Sie sind entsprechend ihrer Ausrichtung unterschiedlich aufgebaut und dargestellt. Die Namen der genannten Personen sind frei erfunden.

- *Beispiel 1: Beratung im Rahmen des Pflegeprozesses* [→Kap. 5.1]
  Beraten wird Herr Petersen im Anschluss an die ärztliche Aufklärung, weil seine Herzklappen-Operation eine langfristige Antikoagulanzientherapie erforderlich macht. Der Schwerpunkt der Beratung liegt in diesem Fall auf der Informationsvermittlung zur Einnahme und zum Umgang mit Marcumar®. Sie findet überwiegend auf der Ebene der **Information und Orientierung** statt [→Kap. 4.4.1].
- *Beispiel 2: Beratung durch Pflegeexperten.* [→Kap. 5.2]
  Im Fall von Herrn Mirtel geht es um die Beratung und Anleitung zum Umgang mit dem Kolostoma. Das Beispiel zeigt eine Beratung auf allen Ebenen – Information, Deutung, Handlung –, wobei die **Handlungsanleitung** im Vordergrund steht [→Kap. 4.4.3]. Einen weiteren Schwerpunkt bei der Darstellung stellt die **Systematisierung des Beratungsbedarfs** und der Beratungsangebote dar [→Kap. 4.3.2].
- *Beispiel 3: Elternberatung in der Neonatologie* [→Kap. 5.3]
  Dieses Beratungsbeispiel entstammt einer realen Situation in der neonatologischen Abteilung. Frau Kaiser musste eine Geburt unter Notfallbedingungen erleben und wurde unmittelbar danach von den Elternberaterinnen besucht. Bei diesem Erstkontakt fand bereits ein umfassendes Beratungsgespräch statt. Die Darstellung des Gesprächsverlaufs verdeutlicht das Vorgehen der Beraterin.

5 Fallbeispiele aus der Beratungspraxis

Der Beratungsschwerpunkt liegt hier auf der Ebene der **Deutung und Klärung** [→Kap. 4.4.2]. Die Elternberatung ist geprägt von einer personenzentrierten und empowernden Haltung [→Kap. 4.1]. In der Vorgehensweise zeigt die Beraterin sich ressourcen- und lösungsorientiert [→Kap. 2.1.6] mit Blick auf Beratungsprinzipien [→Kap. 4.2] wie Subjektorientierung, Fallverstehen, Lebensweltbezug.

- *Beispiel 4: Beratung in der ambulanten Palliativversorgung* [→Kap. 5.4]
Dieses Beispiel ist mit Hilfe der Erinnerungen einer Angehörigen entstanden. Ihr und ihrer gesamten Familie war es dank eines neuen Konzeptes in der Palliativversorgung – den „Brückenschwestern" – möglich, ihre schwerkranke Mutter bis zum Lebensende zu Hause zu betreuen und zu begleiten. Die Beratung und Begleitung der „Brückenschwestern" umfasst alle Dimensionen von Beratung [→Kap. 4.3.2], wobei auch hier der Schwerpunkt auf der Ebene der **Deutung und Klärung** liegt und bei der emotionalen Begleitung. Die Beraterin nimmt eine personenzentrierte Haltung [→Kap. 4.1] ein, geht überwiegend systemisch vor [→Kap. 2.2.4] und bietet ihre Hilfe auf den individuellen Fall, biografieorientiert und auf die Lebenswelt der gesamten Familie bezogen an [→Kap. 4.2].

- *Beispiel 5: Beratung in der Ausbildungspraxis* [→Kap. 5.5]
Herr Wächter hat einen Schlaganfall erlitten und wird von einer Schülerin im Rahmen der Ausbildung (Gesundheits- und Krankenpflege) zur Förderung der verloren gegangenen Wahrnehmung beraten. Dieses Beispiel zeigt eine geplante Lernsituation, in der die Schülerin Frau M. eine Beratung vorbereitet, bei der Durchführung hospitiert wird und die Beratungssituation evaluiert. Die hierfür genutzten Arbeitshilfen wie **Praxislernaufgaben** und **Selbsteinschätzungsbögen** sind beispielhaft dargestellt. In der Reflexion werden Bezüge zu den Theorien und Methoden erkennbar [→Kap. 2 und 4].

5.1 Beratung zur medikamentösen Langzeittherapie

Die hier vorgestellte Beratung zur Marcumar®-Therapie (Blutgerinnungshemmer) fand auf einer kardiologischen Station im Rahmen des Pflegeprozesses statt, als der Patient Herr Petersen auf das Medikament eingestellt wurde. Die dauerhafte Einnahme von Gerinnungshemmern ist mit Gefahren verbunden und bringt einige Veränderungen im Alltagsleben mit sich, auf die der Patient vorbereitet sein muss. Außerdem ist seine Mitwirkung bezüglich der Wirksamkeit der Therapie und zur eigenen Sicherheit ausschlaggebend. Das Beratungsgespräch fand deshalb überwiegend auf der Ebene der **Informationsvermittlung** statt. Die Aufklärung von ärztlicher Seite ging dem Gespräch voraus.

5.1.1 Assessment und Vorbereitung

Einschätzung der Beraterin nach dem Orientierungsgespräch

Auf Grund einer angeborenen Aortenklappenstenose (Verengung der Herzklappe) wurde Herrn Petersen eine künstliche Herzklappe implantiert. Dieser Eingriff macht eine Dauerbehandlung mit dem Medikament Marcumar® erforderlich, damit die Bildung von gefährlichen Blutgerinnseln verhindert wird.

Herr Petersen ist 58 Jahre alt und arbeitet als Masseur in einer Rehabilitationsklinik. Abgesehen von einer zurückliegenden Gallenblasenoperation hatte er bislang keine gravierenden gesundheitlichen Probleme.

Er ist sehr erleichtert und froh über den gelungenen Operationsverlauf und zeigt großes Interesse daran, so gut wie möglich an der weiteren Therapie mitzuwirken. Herr Petersen ist den Umständen entsprechend aktiv und macht einen motivierten Eindruck. Er hat ein großes Interesse an medizinischem Wissen, weshalb er sehr gezielte Fragen zum Beratungsgespräch mitbringen wird. Der behandelnde Arzt hat ihn zwar zur Therapie informiert, bei seinen Nachfragen wurde aber auf die noch bevorstehende pflegerische Beratung verwiesen.

Vorbereitung des Beratungsgespräches

Die verantwortliche Pflegekraft trifft alle nötigen Vorbereitungen: Sie schafft sich den nötigen **Zeitrahmen**, indem sie sich mit ihren Kolleginnen abspricht; sie besorgt die geeignete Informationsbroschüre und sucht einen passenden **Ort** für die Beratung. Da Herr Petersen im Moment keine Nachbarpatienten hat, kann das Gespräch bedenkenlos im Patientenzimmer stattfinden.

Inhaltlich hat die Beraterin einen groben Leitfaden vor Augen, kann sich aber auf Grund ihrer Kompetenzen offen auf die **Bedürfnisse** und Fragen des Patienten einstellen. Aus fachlicher Perspektive zielt die Beratung darauf ab, dass Herr Petersen aktiv an der Therapie mitwirken kann, dass er in der Lage ist, seinen Alltag entsprechend anzupassen, ohne an Lebensqualität einzubüßen und dass seine Sicherheit gewährleistet ist. Diese **Ziele** können sich in der Beratung entsprechend der individuellen Situation und dem Verlauf noch verändern.

Folgende **Themen** könnten Inhalt dieser Beratung sein:
- Medikamentenwirkung/Blutwerte (Quick und INR-Wert =International Normalized Ratio)
- Kontrolle der Gerinnung, Möglichkeiten der Selbstkontrolle
- Medikamenteneinnahme, Marcumar®-Pass
- Einflüsse auf die Medikamentenwirkung (z.B. Ernährung)
- Einschränkungen im Berufs- und Alltagsleben
- Selbstbeobachtung und Vorsichtsmaßnahmen
- Blutungen und Erstmaßnahmen
- Wechselwirkung mit anderen Medikamenten
- Injektionen, geplante operative Eingriffe

Die Schwerpunkte setzt Herr Petersen zu einem großen Teil selbst, indem er seine Vorkenntnisse, Fragen, seine Bedenken bzw. alles, was ihn diesbezüglich beschäftigt, im Beratungsgespräch einbringt.

5.1.2 Beratung zur Information und Orientierung

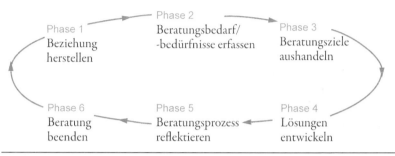

Verlauf der Beratung mit dem Schwerpunkt Informationsvermittlung [→Kap. 2.1.2 und 4.4.1]

Phase 1: Die Beraterin Frau S. ist Herrn Petersen seit einigen Tagen bekannt. Sie begegnet ihm wertschätzend und verschafft sich zunächst empathisch einen ersten Eindruck über seine Einstellung zu der Perspektive, dauerhaft Medikamente einnehmen zu müssen. Im Gespräch sammelt sie außerdem „ganz nebenbei" Informationen zu seinem Umfeld, den Ressourcen und den Anforderungen in seinem Alltag.

Phase 2: Der erste Eindruck bestätigt die Annahmen von Frau S., dass Herr Petersen über die wieder gewonnene Lebensqualität sehr glücklich ist und es ihm nicht an Motivation fehlt, mit der Medikamenteneinnahme alles „richtig" zu machen. An seinen vielen gezielten Fragen kann sie sich im Gespräch gut orientieren und Herrn Petersen über die wichtigsten Themen informieren.

Phase 3: Frau S. stellt die Ziele, an die sie als Ergebnis ihres gemeinsamen Gespräches gedacht hat, als Angebot in den Raum und überprüft bzw. diskutiert sie mit Herrn Petersen. Er kann sich dabei gut wiederfinden, denn er möchte sich die regelmäßige Einnahme der Tabletten „antrainieren" und wenn möglich die Gerinnungskontrolle selbstständig durchführen. Er beschreibt sich als sehr diszipliniert, wenn es erforderlich sei, und erzählt, dass er viel Energie aufbringen kann, wenn es um seine Selbstständigkeit und Unabhängigkeit geht.

Phase 4: Neben dieser Disziplin und seiner hohen Motivation stellt sich auch seine Ehefrau als Ressource heraus. Als gelernte MTA (medizinisch technische Assistentin) wird sie ihn anfänglich bei der selbstständigen Gerinnungskontrolle unterstützen. Lösungen entwickeln bedeutet in diesem Fall, mit Herrn Petersen sein Alltagsleben zu betrachten und gemeinsam zu überlegen wo Veränderungen nötig und möglich sind, welche Hilfe es ggf. dazu gibt, worauf er sich bei der Selbstbeobachtung konzentrieren soll oder wie er die nötigen Vorsichtsmaßnahmen in sein Leben integrieren kann. Frau S. greift im Gespräch seine Ängste und Bedenken auf und vermittelt ihm durch gezielte Informationen Sicherheit.

Phase 5: In der Reflexionsphase fasst Frau S. das bisherige Ergebnis zusammen und überprüft gemeinsam mit Herrn Petersen, ob die entwickelten Lösungen auch tatsächlich, z.B. schon morgen, für ihn umsetzbar sind. Sie hat im Gespräch bemerkt, dass er dazu neigt, zu viele Informationen auf einmal einzuholen und dabei manchmal vom eingeschlagenen Weg abkommt. Sie empfiehlt ihm deshalb, sich in den nächsten zwei Tagen auf die Medikamenteneinnahme zu konzentrieren seine Ernährungsgewohnheiten zu überdenken und sich mit den Gerinnungswerten auseinandersetzen. Das sind die Themen, für die Herr Petersen sich momentan besonders interessiert. Die anderen Inhalte werden in einem zweiten Beratungsgespräch noch vor der Entlassung bzw. Überleitung in die Rehabilitationsklinik thematisiert.

Phase 6: Abschließend erhält Herr Petersen die von Frau S. ausgewählte Informationsbroschüre. Frau S. erläutert ihm kurz den Aufbau und markiert die Themen, die heute nur am Rande oder gar nicht angesprochen wurden. Beide treffen die Vereinbarung, dass er die Broschüre nutzt, um das Gehörte zu vertiefen und bis zum nächsten Mal seine Fragen zu den anderen wichtigen Punkten vorbereitet hat. Zudem meldet Frau S. ihn im Rahmen der Überleitung an die Anschluss-Heil-Behandlung für eine Schulung zum Gerinnungs-Selbstmanagement an.

5.2 Beratung und Anleitung zur Stomaversorgung

Im Folgenden wird eine Beratung zum Umgang mit einem Kolostoma (künstlicher Dickdarmausgang) am Fall von Herr Mirtel beschrieben. Die Beratung fand auf einer chirurgischen Station eines großen Klinikums statt. In diesem Krankenhaus bieten fachlich und methodisch geschulte Wund- und Stomatherapeuten Beratung und Anleitung sowohl für Pflegekräfte als auch für Patienten an. Meistens findet die Beratung und Anleitung bei Bedarf, sehr zeitnah auf der Station, direkt am Krankenbett statt.

Die Stomatherapeutin kannte Herrn Mirtel noch nicht, da es sich bei ihm um eine Notfalloperation handelte. Sie wurde von der zuständigen Pflegekraft unmittelbar, nachdem Herr Mirtel von der Intensivstation kam, angefordert, damit die Entlassungsplanung gleich in die Wege geleitet werden konnte. Die Stomatherapeutin stellte sich am Vormittag bei ihm vor, führte ein kurzes Orientierungsgespräch [→Kap. 4.3.2] und plante die erste Beratung für 14.00 Uhr gemeinsam mit seiner Ehefrau.

5.2.1 Informationssammlung

Informationen aus der Pflegedokumentation

Herr Mirtel, ein 63jähriger Patient, kam vor zwei Tagen als Notfall in die Klinik. Er ist noch berufstätig als Meister in einem Installationsbetrieb. Herr Mirtel ist leicht übergewichtig, raucht nicht, trinkt Alkohol in Maßen, nimmt Medikamente gegen Bluthochdruck. Die Bezugsperson ist seine Ehefrau, die ihn täglich besucht. Er hat außerdem eine Tochter.

Die Notfalloperation fand vor zwei Tagen auf Grund einer Sigmadivertikulitis (Entzündung von Schleimhautausstülpungen) statt, Resektion des betroffenen Dickdarmteils, Hartmann-OP, Anlage eines Kolostomas

Er hat postoperativ noch eine Wunddrainage und einen Venenzugang auf Grund der Antibiotikagabe.

Das Kolostoma kann in drei bis sechs Monaten wieder zurückverlegt werden, sobald der operierte Teil in Ruhe abgeheilt ist.

5 Fallbeispiele aus der Beratungspraxis

Das Orientierungsgespräch

Das Orientierungsgespräch ergab Folgendes: Herr Mirtel ist sehr gesprächig und offen. Außer den OP-bedingten Problemen (Bauchwunde, Bewegung beeinträchtigt, Zu- und Ableitungen etc.) hat er offensichtlich keine Einschränkungen. Er ist körperlich und geistig beweglich und sehr motiviert, bald wieder nach Hause zu kommen und zu arbeiten. Es geht ihm momentan den Umständen entsprechend recht gut.

Die Operation kam für ihn sehr überraschend (Notfalleinweisung), weshalb er neben der ärztlichen Aufklärung kaum auf die Stomaanlage vorbereitet werden konnte. Es beruhigt ihn, dass das Stoma nur vorübergehend bleibt und er die Operation gut überstanden hat. Trotzdem „gruselt" es ihn etwas davor, weil das „Teil" so furchtbar aussieht und unangenehm riecht. Außerdem hofft er, dass damit seine Mobilität nicht eingeschränkt ist, weil er gerne und viel mit dem Auto unterwegs ist.

Die Ehefrau ist in das Gespräch einbezogen. Herr Mirtel meint, sie solle bei der Anleitung dabei sein, „dann weiß sie gleich, wie das geht". Frau Mirtel (62 Jahre) wirkt sehr besorgt und meldet schon jetzt an, dass sie viele Fragen zur Stomaversorgung hat. Sie war in jungen Jahren kurz als Krankenschwester tätig und meint, sie müsse die Stomaversorgung ihrem Mann abnehmen.

Hypothesen, mit der die Beraterin ins Gespräch geht

Herr Mirtel hat momentan noch Berührungsängste mit dem Stoma und versucht möglicherweise, die Versorgung an seine Frau abzugeben.

Frau Mirtel fühlt sich anscheinend verantwortlich, diese Aufgabe zu übernehmen, ist aber sehr unsicher und hat ein großes Informationsbedürfnis.

Planung für den nächsten Schritt: Zeitpunkt der Beratung 14.00 Uhr; Ort ist das Patientenzimmer. Die Ehefrau wird bei der Beratung dabei sein, erhält auch alle wichtigen Informationen, soll sich aber bei der Versorgung zurückhalten, damit Herr Mirtel diesbezüglich selbstständig wird.

5.2.2 Beratungsbedarf und Beratungsangebote

Bisher erfasster Beratungsbedarf [→Kap. 4.3 und 4.4]
- Berührungsängste, Ekelgefühle
- verändertes Körperbild – dadurch Irritation und Unbehagen
- passendes Versorgungssystem auswählen
- Fragen zur Materialbeschaffung und zu Unterstützungsmöglichkeiten zu Hause; Unsicherheit seitens der Ehefrau
- Ängste wegen möglicher Einschränkungen und Komplikationen
- Anleitungsbedarf zum Beutelwechsel und zur Hautpflege
- zusätzlicher Beratungsbedarf aus Expertensicht

Lösungs-angebote	Problemerfahrungsfelder		
	Selbsterfahrung	Beziehungserfahrung	Lebenswelterfahrung
Information/ Orientierung	Informationsbedarf - zur Auswahl des Versorgungssystems - zur Hautpflege - zur Vorbeugung von Komplikationen	Informationsbedarf - zur Unterstützung und Beruhigung der Ehefrau durch externe Stomaberater	Informationsbedarf - zu Einschränkungen im Beruf - zum Thema „unterwegs sein" - zur Geruchsbelästigung - Kostenübernahme
Deutung/ Klärung	Hilfe beim Ordnen - der Berührungsängste und Ekelgefühle - der Irritation durch das veränderte Körperbild	Klärungsbedarf - wegen der Tendenz, die Verantwortung für sich abzugeben an seine Frau	Klärungsbedarf - wg. Einschränkungen bei körperlichen Belastungen (Heben) - Entlastung am Arbeitsplatz?
Handlung/ Bewältigung	Anleitungsbedarf - zum selbstständigen Beutelwechsel - zur Anpassung des Systems	Unterstützungsbedarf - bei der Planung der Verantwortungsübernahme (wer macht was)	Unterstützungsbedarf - bei der Materialbeschaffung - bei der Kontaktaufnahme zu externen Stomaberatern

Beratungsangebote für Herrn Mirtel

Die aufgeführten Beratungsinhalte und Angebote werden bis zur Entlassung noch erweitert und entsprechend der individuellen Situation auf mehrere Beratungsgespräche und Anleitungssequenzen verteilt. Im ersten Gespräch versucht die Beraterin die Perspektive des Betroffenen zu erfassen und wählt gezielt aus, was der Patient im Moment aufnehmen und verarbeiten kann. Die Ebenen, auf denen die Beratung stattfindet, vermischen sich in diesem Beispiel. Hier sind alle drei Vorgehensweisen [→Kap. 4.4] miteinander verbunden.

5.2.3 Verlauf des ersten Beratungsgesprächs

Die Pflegeexpertin wählte die Beratungsinhalte sehr dosiert aus und erklärte vieles während des Systemwechsels. Zu dem Problem, die Verantwortung abzugeben, gab sie zunächst nur Denkanstöße. Sie machte aus fachlicher Sicht deutlich, wie wichtig es sei und mit wie vielen Vorteilen verbunden, wenn Herr Mirtel die Stomaversorgung selbst übernimmt. Sie nutzte dabei sein Bedürfnis, mobil zu sein und Auto fahren zu können und brachte ein Beispiel eines Patienten aus der ILCO-Betroffenen-Gruppe ein: „Wenn ich allein unterwegs bin, im Stau stecke und der Beutel gefüllt oder aufgebläht ist, dann muss ich in der Lage sein, zum Kofferraum zu gehen (da sind die Materialien griffbereit verstaut) und dort den Beutelwechsel vorzunehmen, um keine Unannehmlichkeiten zu haben." Herr Mirtel nahm diese Anregungen interessiert auf.

Die Ehefrau wurde in die Beratung und die Demonstration mit einbezogen, damit sie den Wechsel im Notfall auch durchführen und ihre Unsicherheiten sowie die Last der Verantwortung ablegen kann.

Die Beraterin brachte zum Beratungsgespräch Informationsmaterial mit und verwies am Ende noch auf vertrauenswürdige Internetportale, wie z.B. das der Deutschen ILCO-Selbsthilforganisation.

www.ilco.de

Eine Auswahl der dringlichsten Fragen von Herrn und Frau Mirtel aus dem Beratungsgespräch:

Fragen von Frau Mirtel	Antworten der Beraterin
Wie komme ich an die Stomabeutel ran?	Erstbestellung übernimmt Stomatherapeutin (zur Entlassung) später: Hausarzt verordnet die Beutel; dann kann sie die Materialien bei der Firma bestellen
Was tun, wenn der Beutel nicht hält? (wird Herrn Mirtel gezeigt)	Haftgelatine hält gut, wenn der Beutel 2 Min. lang mit der Hand gehalten wird (Körperwärme)
Kann ich wie gewohnt kochen? Darf er alles essen?	eine spezielle Diät gibt es nicht; ausprobieren, was vertragen wird; Vorsicht wg. Verstopfung (Hinweise)!

Fragen von Herrn Mirtel	Antworten der Beraterin
Muss der Beutel jeden Tag gewechselt werden?	das postoperative System unterscheidet sich vom Versorgungssystem für zu Hause – Hinweis auf spätere Anleitung in den nächsten Tagen
Wie mache ich das sauber? Muss ich die Hände desinfizieren?	mit Kompressen und Wasser; Hände waschen; kein Alkohol, nichts desinfizieren, ggf. pH-neutrale Seife (Vorsicht: Hautschädigung!)
Und unterwegs?	Sie haben immer dabei: Kompressen, Wasser, Beutelsystem
Ansonsten kann ich ja alles machen, oder? Autofahren usw.? Ich bin nämlich viel unterwegs!	keine Last über 5 kg tragen (Druck Prolapsgefahr) Autofahren ja, aber beim Anlegen des Gurtes aufpassen, Stoma nicht abdrücken!

5 Fallbeispiele aus der Beratungspraxis

5.3 Elternberatung bei einer Geburt unter Notfallbedingungen

Die folgende Fallbeschreibung war möglich durch das Entgegenkommen des Teams der Elternberatung in der Klinik für Neonatologie (Abteilung für Frühgeborene und kranke Neugeborene) am Campus Virchow Klinikum der Charité (CVK).

Das Team der Elternberatung besteht im CVK aus drei speziell geschulten Pflegenden aus der Kinderkrankenpflege, die Familien während des stationären Aufenthaltes ihres Kindes in der Neonatologie begleiten und beraten. Die Beratung orientiert sich an den verschiedenen Phasen des Klinikaufenthaltes:

- präpartale Betreuung (vor der Geburt)
- postpartale Betreuung (nach der Geburt)
- stationärer Aufenthalt
- Entlassungsvorbereitung
- Nachsorge (ambulanter Bereich)

Ein weiterer Schwerpunkt der Elternberatung ist die individuelle Trauerbegleitung der gesamten Familie und deren Angehörigen nach dem Tod eines Kindes.

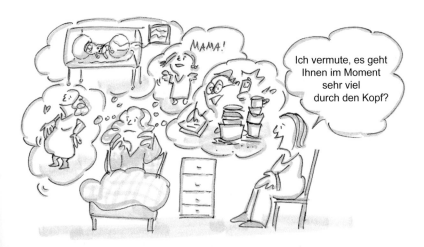

5.3.1 Falldarstellung und erste Einschätzung

Das folgende Beispiel zeigt ein postpartales Beratungsgespräch mit einer Mutter, die eine Geburt unter Notfallbedingungen erlebt hat. Das Frühgeborene befindet sich auf der neonatologischen Intensivstation.

Aufgaben und Ziele der Elternberatung in diesem Fall sind:
- die Familie bei der Bewältigung der Krise zu unterstützen
- die Eltern-Kind-Bindung so früh wie möglich zu fördern
- den Eltern Orientierung auf der Intensivstation zu ermöglichen
- sie in ihrer Handlungsfähigkeit zu fördern und optimal auf die Entlassung vorzubereiten

Fallbeschreibung

Frau Kaiser, 37 Jahre alt, im 6. Monat schwanger, wurde im Anschluss an den Arztbesuch von ihrer Gynäkologin mit der Diagnose „Präeklampsie" (Schwangerschaftskomplikation, bei der die Blutversorgung zwischen Mutter und Kind behindert ist) als Notfall in die Klinik eingewiesen.

Dort drängten die Ärzte auf einen Kaiserschnitt und das Frühgeborene kam auf diesem Wege in der 27. Schwangerschaftswoche mit einem Geburtsgewicht von 920g zur Welt. Das Kind wurde gleich im Anschluss auf die neonatologische Intensivstation gebracht und Frau Kaiser auf die Wochenbettstation verlegt.

Allgemeine Einschätzung dieser Situation

Eine Geburt unter solchen Bedingungen ist für Mütter, Väter und das Frühgeborene eine große Belastung. Sie stellt eine Krisensituation in vielerlei Hinsicht dar. Die Mutter ist überrollt von diesem traumatischen Geburtserlebnis, sie ist getrennt von ihrem Kind, es muss Wochen oder Monate auf der Intensivstation beatmet, künstlich ernährt und mit Monitoren überwacht werden.

Hinzu kommt die Sorge um das Kind und die Angst der Eltern davor, dass es möglicherweise gar nicht überlebt. Nicht selten entstehen demzufolge Bindungsängste bezogen auf das Kind, Schuldgefühle, Trauer um die verlorene Schwangerschaft, Gefühle von Hilflosigkeit und Verunsicherung.

In diesem seelischen Ausnahmezustand kann die Familie nicht alleingelassen werden. Hier bietet eine professionelle Beratung, wie sie im beschriebenen Fall von dem Team der Elternberatung angeboten wird, Hilfe.

Planung und Vorbereitung der Beratung

Die Mitarbeiterinnen aus dem Team der Elternberatung erkundigen sich jeden Morgen auf der neonatologischen Intensivstation nach den neu hinzugekommen Patienten. Gibt es ein neues Kind, holen sich die Beraterinnen von der versorgenden Pflegekraft die wichtigsten Informationen, gehen zu dem Kind und sehen es sich an.

5.3.2 Verlauf der Beratung beim Erstkontakt

Im Fall von Frau Kaiser übernimmt Frau G. den Erstkontakt und besucht sie umgehend auf der Wöchnerinnenstation. Bei diesem ersten Gespräch geht es darum, sich bekannt zu machen, den Aufbau von Vertrauen zu fördern, der Mutter zu ermöglichen, das Erlebte in Worte zu fassen sowie Gefühle zuzulassen, den Beziehungsaufbau zum Kind anzubahnen und eine kontinuierliche Begleitung anzubieten.

Für das Gespräch setzt sich die Beraterin, Frau G., ans Bett, um **„auf Augenhöhe"** zu sein. Sie signalisiert, dass sie viel Zeit hat und sorgt dafür, dass Störungen vermieden werden.

> Nach der persönlichen Vorstellung gratuliert sie Frau Kaiser zur Geburt und erzählt ihr, dass sie soeben ihre Tochter besucht hat. Sie gibt ihr zunächst einige Informationen: über das Gewicht, beschreibt, wie das Kind im Inkubator liegt, dass es allein atmet (mit Atemhilfe), die Augen schon geöffnet hat, wie die Haare sind usw. Frau Kaiser öffnet sich daraufhin und erzählt, dass die große Tochter auch ganz viele dunkle Haare gehabt hatte. Die Frage, ob sie und ihr Mann schon einen Namen gefunden haben, verneint sie und meint, sie wird das später mit ihm noch besprechen.

Mit diesen Informationen und Beschreibungen möchte Frau G. der Mutter ihr Kind nahebringen. Medizinische Informationen werden bewusst in den Hintergrund gestellt und nur auf Nachfragen gegeben.

> Frau G. fragt, unter welchen Umständen es zur Geburt kam und wie es ihr jetzt gehe. Daraufhin berichtet Frau Kaiser von dem Besuch bei ihrer Gynäkologin und der sofortigen Einweisung. Sie informierte ihren Mann, der ganz schnell organisiert hat, dass die zweijährige Tochter aus der Kita abgeholt wird. Dann kam er zu ihr in die Klinik. Die Ärzte teilten ihnen mit, dass ein sofortiger Kaiserschnitt nötig sei, um ihr eigenes Leben nicht zu gefährden, und man hoffe, dass das Kind „es" schon schaffen werde. Sie fühlte sich völlig überrumpelt.

5 Fallbeispiele aus der Beratungspraxis

Frau G. weiß aus ihren langjährigen Erfahrungen, dass bei den Müttern in dieser Situation das traumatische Geburtserlebnis noch ganz im Vordergrund steht. Aus diesem Grund ermöglicht sie Frau Kaiser, darüber zu sprechen und lässt ihr dafür Zeit und Raum. Die Beratung von Frau G. ist zu diesem Zeitpunkt gekennzeichnet von einer **nicht-direktiven Vorgehensweise:** Sie geht empathisch auf die Mutter ein, hört aufmerksam zu, fragt nach, zeigt Verständnis, bestätigt ihre Gefühle und zeigt ehrliche Anteilnahme. Das aktive Zuhören und Erzählenlassen ist schon der erste Schritt auf dem Weg zur Lösung. Frau Kaiser kann dadurch das Erlebte in Worte fassen, ihre Gefühle zulassen und das im Moment so Unfassbare benennen.

> Frau Kaiser macht eine Gesprächspause. Sie wirkt angespannt und erschöpft. Dann berichtet sie, dass sie immer noch das Gefühl hat, schwanger zu sein. Sie spürt noch die Kindsbewegungen und vermisst ihre Tochter so sehr. Dabei weint sie. Frau G. sitzt an ihrer Seite und signalisiert ihr, dass es gut ist, diese Trauer zuzulassen.
>
> Dann lenkt die Beraterin das Gespräch auf die zweijährige Tochter und den Ehemann. Frau Kaiser berichtet, dass ihr Mann gerade versucht, Kind, Arbeit und Krankenhausaufenthalt zu vereinbaren, damit aber völlig überfordert ist. Frau Kaiser und Frau G. suchen nach Ressourcen und kommen gemeinsam zu einer Lösung: Ihr Mann kann sich für eine Woche Urlaub nehmen und anschließend könnte die Oma aus Süddeutschland für einige Zeit kommen, um die Familie zu unterstützen.

Die Beraterin versucht, einen ersten Eindruck von den familiären Gegebenheiten und dem sozialen Umfeld der Familie zu gewinnen, um Frau Kaiser bei der Suche nach **Ressourcen** und **Lösungen** unterstützen zu können.

Der Fokus wird nun wieder auf ihr Kind auf der Intensivstation gerichtet. Frau Kaiser fragt, was sie denn überhaupt für ihr Kind tun kann. Sie fühlt sich völlig hilflos. Daraufhin spricht Frau G. das Thema Stillen an und bespricht mit Frau Kaiser das Procedere des Abpumpens. Zudem informiert Frau G. darüber, dass sie jederzeit zu ihrem Kind gehen kann. Sie erzählt, dass die Kinder die Stimme der Eltern hören und dass es gut ist, dem Kind bei den Besuchen etwas zu erzählen oder vorzulesen.

In diesem Zusammenhang erfährt Frau Kaiser auch etwas darüber, wie sie bei der Versorgung ihrer Tochter mithelfen kann und wird über das Angebot der Känguru-Methode, über die sie und der Vater einen intensiven Kontakt zu ihrer Tochter halten und deren Entwicklung fördern können, informiert.

Die Informationen zu den fremden Gegebenheiten, den Angeboten und den Unterstützungsmöglichkeiten ermöglichen Frau Kaiser, aus ihrer Ohnmacht herauszukommen und sich wieder **handlungsfähig** zu erleben. Die Beraterin versucht zu erfassen, was die Eltern sich zutrauen, wo ihre Bedürfnisse und Fähigkeiten liegen und passt ihr Beratungs- und Unterstützungsangebot entsprechend an.

Gegen Ende des Gesprächs bietet Frau G. an, gemeinsam mit Frau Kaiser auf die Intensivstation zu „gehen" – sie wird sie im Bett auf die Station bringen. Frau Kaiser freut sich sehr über dieses Angebot, denn sie hätte sonst auf ihren Mann warten müssen.

Auf dem Weg dorthin informiert Frau G. über die Besonderheiten der Intensivstation wie die Gegensprechanlage oder die besonderen Hygienemaßnahmen. Dabei bemerkt sie, dass Frau Kaiser zunehmend angespannter wird, je näher sie ihrem Kind kommen. Frau G. versucht, den Druck etwas zu nehmen, indem sie beschreibt und ein Bild davon schafft, was Frau Kaiser gleich erwarten wird.

Vor Ort werden sie von der zuständigen Pflegekraft empfangen. Sie positioniert das Bett so, dass Frau Kaiser ihr Kind gut sehen und anfassen kann. Frau G. verabschiedet sich von ihr mit dem Versprechen, dass sie oder ihre Kollegin morgen wiederkommen wird.

5 Fallbeispiele aus der Beratungspraxis

5.3.3 Überlegungen zum weiteren Vorgehen

Die Beraterin verbleibt mit der Mutter so, dass sie sich darauf verlassen kann, morgen und im weiteren Verlauf auf Wunsch täglich durch das Team der Elternberatung begleitet zu werden. Das schafft Sicherheit und fördert das gewonnene Vertrauen.

Bei dem ersten Gesprächskontakt kann die Elternberaterin einen Eindruck gewinnen, wie die Mutter und der Vater die momentane Situation wahrnehmen, wie sehr sie die Sorge um das Kind vereinnahmt, wie das familiäre Umfeld ist, was geregelt werden muss und welche Anliegen oder Fragen für sie momentan im Vordergrund stehen.

Momentane Einschätzung der Beraterin:
> Frau Kaiser braucht noch etwas Zeit, um in der neuen Situation anzukommen. Sie verfügt über gute Ressourcen und familiäre Unterstützung. Der Vater ist offenbar sehr bemüht, benötigt aber ebenfalls Zeit, das Geschehene zu begreifen. Die im Gespräch gewonnenen Informationen gibt sie an ihre Kolleginnen im Team weiter, damit alle auf einem Stand sind und Frau Kaiser ggf. weiter begleiten können.

Die Familie wird während des gesamten Klinikaufenthaltes von den Elternberaterinnen beratend unterstützt. Das **Vorgehen** wird immer der individuellen Situation und den Bedürfnissen angepasst. Es umfasst:
- Gesprächsangebote während des gesamten stationären Aufenthaltes, Unterstützung bei der Krisenbewältigung
- Beratung zum Abpumpen, Still- und Laktationsberatung
- Information und Anleitung zur Känguru-Pflege
- Treffen in den wöchentlichen Elterngruppen
- Literaturempfehlungen und Ausleihmöglichkeiten
- Säuglingspflegekurse in zwei Modulen
- Entlassungsmanagement mit pflegerischem Entlassungsgespräch und Hinweis auf Nachsorgetelefonate

5.4 Beratung und Begleitung in der Palliativpflege

Das folgende Beispiel zeigt eine Beratung und Begleitung in der ambulanten Palliativversorgung am Beispiel der „Brückenschwestern" in Karlsruhe aus der Perspektive einer Angehörigen.

Die Brückenschwestern sind ausgebildete Gesundheits- und Krankenpflegerinnen mit langjähriger Berufserfahrung in der onkologischen Pflege und einer Zusatzqualifikation für die Palliativversorgung (Betreuung von unheilbar Schwerkranken und Sterbenden). Sie beraten und begleiten schwerkranke Patienten, wenn diese vom Krankenhaus in die häusliche Umgebung zurückkehren, und unterstützen auch die Angehörigen, wenn sie die Versorgung und Begleitung des Schwerkranken zu Hause übernehmen. Brückenschwestern sind im Bereich der Pflegeüberleitung tätig. Sie nehmen i.d.R. bereits in der Klinik den ersten Kontakt mit den Betroffenen auf und bereiten dort gemeinsam mit dem Stationsteam und den Angehörigen die Rückkehr nach Hause vor.

Ziel der Brückenpflege ist allgemein die Verbesserung der Betreuung von schwerkranken (meist an Tumor erkrankten) und sterbenden Patienten im häuslichen Umfeld in Form von Beratung und Begleitung durch besonders geschulte Pflegekräfte.

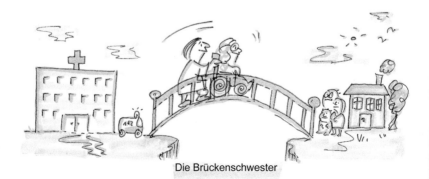

Die Brückenschwester

5.4.1 Die Situation der Familie

Fallbeschreibung

Frau Koch (72 Jahre) lag zum Zeitpunkt, als die Brückenschwestern mit ihr Kontakt aufgenommen haben, auf der chirurgischen Station eines Krankenhauses in Karlsruhe. Bei ihr wurde ein Pankreaskopfkarzinom (Bauchspeicheldrüsentumor) diagnostiziert und bei der Operation festgestellt, dass der Tumor schon weit fortgeschritten war und sie mit einer Operation nicht mehr zu heilen sei. Um die Folgen des Tumors und die Beschwerden zu reduzieren, bekam sie einen Stent (röhrchenförmiges Implantat) in den Gallengang eingelegt, damit dieser den Gallengang durchgängig hält. Für die Palliativversorgung erhielt sie einen dauerhaften Venenzugang (Port-System) unter die Haut implantiert, der bei Bedarf angestochen werden konnte.

Von dem Zeitpunkt an, als Frau Koch über ihre schlechte Prognose aufgeklärt war, setzte sie sich intensiv damit auseinander, dass sie bald sterben würde. Aus der Perspektive der Außenstehenden kam sie außergewöhnlich schnell mit sich und der Situation ins Reine und wirkte sehr klar im Umgang mit der schweren Krankheit. Im Gegensatz zu allen anderen Beteiligten blickte sie mit Gewissheit und Ruhe auf das nahende Lebensende. Für sie sollte etwas Neues beginnen.

Ihrer Familie gegenüber äußerste Frau Koch, dass es ihr größter Wunsch sei, zu Hause sterben zu können. Obwohl weder der Ehemann noch ihre drei Kinder zu diesem Zeitpunkt das Schicksal so annehmen konnten wie Frau Koch selbst, war für alle klar, dass sie ihr diesen Wunsch erfüllen werden.

Das war der Zeitpunkt als die „Brückenschwester" Frau T. zum ersten Mal Kontakt mit Frau Koch und ihrer Familie aufgenommen hat. In dem ersten Gespräch gab sie einen Einblick in die Unterstützungsangebote durch die „Brückenpflege" und verschaffte sich einen Eindruck über die familiäre Situation und das gesamte Umfeld, in das Frau Koch zurück wollte.

Erster Eindruck der Beraterin zur familiären Situation

Herr Koch (77 Jahre), der seit 45 Jahren mit ihr verheiratet und sehr verbunden ist, schwankt zwischen Besorgnis, Panik und der Hoffnung, dass seine Frau wieder gesund wird. Er möchte alles tun, damit es ihr besser geht.

Frau Koch erkennt, dass ihr Mann sie nicht gehen lassen will. Er kann die Situation nicht annehmen, was für sie schwer ist. Sie möchte ihm helfen, hat dafür aber keine Kraft mehr.

Ihre Kinder überlegen, wie sie die Eltern am besten unterstützen und ihre sterbende Mutter begleiten können: Am schnellsten erreichbar ist der älteste Sohn, da er mit seiner Familie im gleichen Ort lebt. Die Tochter hat vor, aus Berlin anzureisen und so viel Zeit wie möglich mit ihrer Mutter zu verbringen. Da sie aber gemeinsam mit ihrem Ehemann drei Kinder hat und halbtags berufstätig ist, wird die Zeit begrenzt sein. Der jüngste Sohn lebt seit einigen Jahren in den Niederlanden, kann es aber ermöglichen, sich beruflich freistellen zu lassen und die Pflege seiner Mutter zu übernehmen, sobald dies erforderlich wird. Durch seinen Zivildienst hat er pflegerische Vorerfahrung und traut sich das zu.

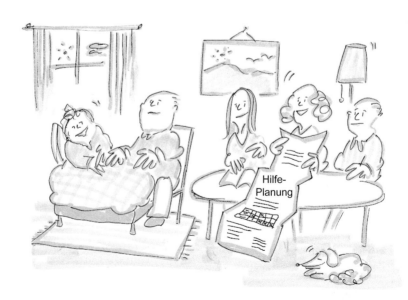

5.4.2 Beratung und Begleitung als Hilfsangebot

Frau T. unterstützt die Familie zunächst bei der Entwicklung ihres gemeinsamen Hilfeplans. Sie wird auch im weiteren Verlauf die gesamte Familie beraten und begleiten, denn alle Beteiligten stellen sich dieser Situation und wollen sie gemeinsam bewältigen. Neben der persönlichen Auseinandersetzung mit existenziellen Themen wie Krankheit, Sterben und Verlust eines nahestehenden Menschen stellen sich zum Zeitpunkt der Pflegeübernahme auch viele alltagsbezogene Fragen, auf die Antworten gesucht werden:

- Wie läuft das mit den Schmerzmedikamenten? Muss man den Arzt immer anrufen?
- Was ist, wenn es meiner Frau/unserer Mutter schlechter geht?
- Ab wann muss sie vielleicht wieder ins Krankenhaus?
- Hoffentlich mache ich nichts falsch!?
- Wie können wir die Versorgung am besten gewährleisten? Schaffen wir das allein?
- Was müssen wir mit der Krankenkasse regeln?

Die „Brückenschwester" Frau T. greift all diese Fragen auf, koordiniert und organisiert alles Nötige, steht der Familie als Gesprächspartnerin zur Verfügung und bietet ihre Hilfe bei der Bewältigung dieser schweren Lebenslage an. Damit kann sie die Familie gut entlasten und die bestmögliche Versorgung von Frau Koch in der häuslichen Umgebung mit ihren Angehörigen unterstützen.

Das gesamte Hilfsangebot von Frau T. umfasst:
- Anleitung der Angehörigen zu pflegerischen Tätigkeiten (auch zum Umgang mit Medikamenten und Infusionen)
- Kontaktaufnahme bzw. Absprachen mit den behandelnden Ärzten (Rezepte, Schmerzmedikation etc.)
- Durchführung und Überwachung palliativmedizinischer Maßnahmen (Schmerz- und Infusionstherapie)
- Tag-und-Nacht-Erreichbarkeit in Notfallsituation
- Beratung zu und Beschaffung von Pflegehilfsmitteln sowie deren Beantragung
- regelmäßige Hausbesuche dem individuellen Bedarf entsprechend
- Wahrnehmung der Veränderungen im Befinden, beim Pflegebedarf und Einleitung entsprechender Maßnahmen
- Hilfestellung bei der Auseinandersetzung mit der Krankheit bzw. ihren Folgen und die Begleitung bis zum Lebensende

5.4.3 Verlauf und Rückblick

Begleitung bis zum Lebensende

Der Zustand von Frau Koch verschlechterte sich rapide. In den letzten beiden Wochen war sie vollständig von der Pflege ihrer Angehörigen abhängig. Sie hat nichts mehr zu sich genommen und erhielt die nötige Flüssigkeit als Infusion über den Venenzugang. Frau Koch wurde zunehmend kraftloser und der Bedarf an Schmerzmedikamenten stieg an. Auf ihren dringlichen Wunsch hin hat die „Brückenschwester" Frau T. gemeinsam mit dem jüngsten Sohn eine Möglichkeit gefunden, dass sie bis zum Schluss in ihrem Schlafzimmer und bei ihrem Mann bleiben konnte. Eine weitere große Hilfe für Frau Koch war, dass sie in dieser Phase so viele Gespräche mit ihrem Ehemann geführt und ihn bei der Auseinandersetzung mit ihrem Fortgehen unterstützt hat. Frau T. konnte ihm die Panik nehmen, hat ihn getröstet, Tränen zugelassen und ihm zugehört. Außerdem hat sie ihm oft bestätigt, wie gut er seine Frau unterstützt und dass er entgegen seinen Zweifeln alles richtig macht.

Das Besondere an dieser Art von Unterstützung aus der Perspektive der Tochter war ...

... es gab die Möglichkeit, jederzeit Hilfe zu bekommen – sei es in medizinischen Belangen, in Notfällen, bei (Über-)Belastung, Ängsten etc. Das hat mich vor allem dann sehr beruhigt, wenn ich nicht in der Nähe meiner Mutter sein konnte, und gab mir Sicherheit.

... die Hilfe und Unterstützung war unaufdringlich, mit Feingefühl und immer genau an den jeweiligen Bedürfnissen orientiert. Die Brückenschwestern haben vieles ganz unauffällig geregelt und waren jederzeit ansprechbar. Das tat meiner Mutter sehr gut, denn sie brauchte ihre Ruhe und wollte nicht mehr viele Leute um sich haben.

... die vielen Gespräche mit meinem Vater haben meine Mutter sehr entlastet: „Schauen Sie nach meinem Mann, ich kann das nicht mehr!"

... ohne die Unterstützung hätte mein Vater es nicht geschafft, seine Frau bis zum Lebensende zu Hause zu betreuen. Er hätte ihr den letzten Wunsch versagen müssen – aus Angst und Überforderung – und würde sich das heute nie verzeihen.

... er wurde von Frau T. dahingehend beraten, angeleitet und unterstützt, dass er aktiv sein und sich als Helfer gut fühlen konnte.

... in der Klink sterben, das wäre für meine Mutter undenkbar gewesen. Wir haben uns und ihr damit einen guten Abschied unter lebenswerten Bedingungen ermöglicht.

5.5 Beratungsbeispiel aus der Ausbildungspraxis

Im Fall von Herrn Wächter übernimmt die Schülerin Frau M. die Beratung im Rahmen einer geplanten Lernsituation. Frau M. befindet sich im letzten Ausbildungssemester und absolviert ihren Einsatz in einer neurologischen Abteilung. In diesem Einsatz soll den Schülern ermöglicht werden, ihre Beratungskompetenz weiterzuentwickeln. Hierfür werden Beratungssequenzen mit den Praxisbegleitern geplant, vorbereitet, hospitiert und ausgewertet, wie im nachfolgenden Fall.

5.5.1 Vorüberlegungen und Vorbereitung

Patienten auf der Neurologie mit großem Beratungsbedarf
Im Fachbereich Neurologie ist der Beratungsbedarf bei Patienten und Angehörigen auf Grund der hohen Anzahl chronischer Erkrankungen und der Schlaganfallpatienten besonders groß. Die Ergebnisse einer Studie der Stiftung Deutsche Schlaganfall-Hilfe (2006) zeigten, dass die Bedürfnisse der Patienten und der Angehörigen sowohl in der stationären als auch in der nachstationären Phase nur unbefriedigend erfüllt werden und die Folgen dieser Versorgungsdefizite weitreichend sind. Empfohlen wird eine gezielte, individuelle Beratung und Anleitung bereits während der stationären Versorgung, um die Handlungskompetenz der Betroffenen und ihrer Familien zu stärken. Damit könnten sie dabei unterstützt werden, sich mit der Krankheit zu arrangieren und mit den Einschränkungen im Alltag umzugehen.

Pflegekonzepte als fachliche Basis für die Beratung
In der neurologischen Pflege finden bei allen Patienten, die nach einem Schlaganfall unter einer Halbseitenlähmung und Wahrnehmungsstörungen leiden, spezielle Pflege- und Therapiekonzepte wie das Bobath-Konzept und das Konzept der Basalen Stimulation® Anwendung. Die Pflegenden haben die Aufgabe, die Betroffenen und ihre Angehörigen mit Hilfe von Beratung und Anleitung aktiv in das Therapiekonzept einzubeziehen.

5 Fallbeispiele aus der Beratungspraxis

Ziel beider Therapiekonzepte ist, bei einer Halbseitenlähmung durch Stimulation die Wahrnehmung zu fördern, den Muskeltonus zu normalisieren und im Gehirn neue Bewegungsmuster anzubahnen. Der Erfolg dieser beiden Konzepte ist von der aktiven Mitarbeit aller Beteiligten abhängig. Hierbei nehmen die Betroffenen selbst und ihre Angehörigen eine zentrale Rolle ein, weshalb sie möglichst von Anfang aktiv an der Pflege und Therapie beteiligt werden.

5.5.2 Lernaufgaben als Ausbildungsinstrument

Die in der Pflegeausbildung angestrebte Beratungskompetenz kann nur gefördert werden, indem sich das theoretische Beratungswissen mit der Praxis vereinbaren lässt und in der Praxis Beratungserfahrungen ermöglicht werden. Die Lernenden brauchen gute „Modelle", die sich bei professionellen Beratungen beobachten lassen und gezielte Aufgaben, mit denen sie selbst Beratungen in der Praxis durchführen können. Eine gute Möglichkeit der Theorie-Praxis-Vernetzung stellen Praxislernaufgaben dar. In diesem Beispiel werden Aufgaben genutzt, die passend zum neurologischen Fachgebiet zu ausgewählten Beratungsthemen konzipiert wurden. Sie sind angelehnt an den Aufbau der Lernaufgaben von Klaus Müller (2007).

Die erstellten Praxislernaufgaben enthalten einleitend einen Kommentar, der die Relevanz der durchzuführenden Beratung deutlich macht und beschreiben im nächsten Schritt das Vorgehen bei der Bearbeitung. Die Zielformulierung macht deutlich, was die Lernenden durch die Bearbeitung der Lernaufgabe erreichen können. Die im letzten Teil aufgeführten Leitfragen sollen ähnlich wie bei Müller ein Reflektieren der durchgeführten Handlung in Gang setzen. Am Ende steht die Aufforderung, ein Fazit zu ziehen und Vorsätze für ähnliche Beratungssituationen zu bilden.

Als Strukturierungshilfe zur Vorbereitung und Durchführung der Beratung dient ein Raster zur Dokumentation.

Praxislernaufgabe „Beraten und Anleiten"

Beratung eines Angehörigen/Patienten nach einem Schlaganfall zur Förderung der verloren gegangenen Wahrnehmung

Nach einem Apoplex kann es zu Wahrnehmungsstörungen auf der betroffenen Körperhälfte kommen. Die Förderung dieser verloren gegangenen Wahrnehmung ist ein wichtiges Pflege- und Rehabilitationsziel bei Schlaganfallpatienten. Entsprechend dem Bobath-Konzept geschieht dies hauptsächlich über die Gestaltung der Umgebung, über Stimulation beim Waschen, Lagern etc. und durch das Einbeziehen der betroffenen Körperseite bei allen Aktivitäten. Die Umsetzung dieses therapeutischen Ansatzes muss das gesamte therapeutische Team gewährleisten. Die Betroffenen selbst und deren Angehörige nehmen hierbei eine besonders wichtige Rolle ein. Sie als Pflegeperson haben die Aufgabe, sie in das Therapiekonzept mit Hilfe von Beratung oder Anleitung aktiv einzubeziehen.

1. **Zielsetzung der Praxislernaufgabe**
Sie können hierbei lernen, eine geplante, strukturierte Beratung bzw. Anleitung durchzuführen. In der Beratung wird ein von Ihnen betreuter Patient oder ein Angehöriger über das Bobath-Konzept und die Basale Stimulation® informiert, zu Möglichkeiten der Wahrnehmungsförderung beraten, angeleitet und professionell in der Umsetzung unterstützt.

2. **Voraussichtlicher Beratungsbedarf/Patientensituation**
Der Patient hat einen Apoplex erlitten und zeigt eine ausgeprägte Wahrnehmungseinschränkung auf der betroffenen Seite. Zum Wiedererlernen physiologischer Bewegungsabläufe muss er oder die Angehörigen zu Möglichkeiten der Wahrnehmungsförderung beraten und angeleitet werden (siehe Bobath-Konzept und Basale Stimulation®).

3. **Vorbereitung und Durchführung der Beratung**
   - Erfassen Sie im ersten Orientierungsgespräch Beratungsbedarf, Vorerfahrungen, Motivation oder mögliche Einschränkungen des Patienten, um die Beratung vorbereiten zu können.
   - Planen Sie eine Beratung entsprechend dem von Ihnen ermittelten Beratungsbedarf und dokumentieren Sie alles.
   - Wählen Sie geeignete Beratungsinhalte aus, formulieren Sie Ihre Ziele und halten Sie alles stichpunktartig auf dem Dokumentationsbogen fest.
   - Führen Sie dann die Beratung mit Blick auf die Ressourcen und Stärken des Patienten durch und planen Sie im Anschluss entsprechend der Evaluation weitere Schritte.
   - Strukturieren Sie die Beratung der Situation entsprechend und bemühen Sie sich um eine personenzentrierte Beratungshaltung.

4. **Reflektieren Sie die Beratung mit Hilfe der folgenden Fragen:**
   - Inwieweit ist es Ihnen gelungen, die Ziele des Patienten mit Ihrer Zielsetzung (aus Expertsicht) in Übereinstimmung zu bringen?
   - Welche Ressourcen des Patienten konnten Sie ermitteln und nutzen?
   - Wodurch konnten Sie den Patienten unterstützen und fördern (durch welche Beratungsintervention)?
     ☐ Information/Orientierung (Wissensvermittlung)
     ☐ Deutung/Klärung (Hilfe bei der Problemlösung)
     ☐ Handlung/Bewältigung (Handlungsanleitung)
   - Woran haben Sie gemerkt, dass der Patient die Beratung zur Wahrnehmungsförderung annehmen konnte?
   - Wie schätzen Sie die Möglichkeit ein, dass der Patient das Gelernte jetzt, in der Rehabilitation und auch zu Hause umsetzen kann?
   - Haben Sie die nötige Unterstützung und weitere Schritte in die Wege geleitet? Welche?
   - Würden Sie beim nächsten Mal etwas anders machen und wenn ja, was und wie?

Dokumentationsbogen zur Praxislernaufgabe

Name (Patient)	Rahmenbedingungen ....
Beratung am .... durchgeführt von	Besondere Hinweise ....
Vorläufige Beratungsziele (Expertensicht)	Voraussetzungen (Patient) ....
Auswahl der Beratungsinhalte (Schwerpunkte)	Ressourcen und Stärken (Patient) ....
Gemeinsam vereinbarte Ziele	Mit der Beratung erreichte Ziele ....
Notizen	Weitere Schritte ....

5 Fallbeispiele aus der Beratungspraxis

5.5.3 Beratungserfahrungen ermöglichen

Die Umsetzung der Lernsituation in die Praxis beginnt mit der Bearbeitung der Lernaufgabe. Sie läuft nach der Auswahl und Zustimmung des Patienten und dem Vorgespräch folgendermaßen ab:

- Lesen der Lernaufgabe und Vertiefung der Fachkenntnisse
- Vorbereitung der Beratung (mit Dokumentationsbogen)
- Zwischengespräch mit der Praxisanleiterin (PA) oder Lehrerin
- Durchführung der Beratung unter Beobachtung
- Bearbeitung der Reflexionsfragen
- Selbsteinschätzung und Fremdeinschätzung
- Vergleich der Einschätzungen, Besprechung der Reflexion und Feedback von der PA im abschließenden Gespräch

In Absprache mit allen Beteiligten plant die Schülerin Frau M. eine Beratung zur Wahrnehmungsförderung bei einem Patienten, der auf Grund eines Schlaganfalls vor drei Tagen in die Klinik eingewiesen wurde.

Fallbeschreibung

Herr Wächter, 65 Jahre, kam vor drei Tagen auf Grund eines Mediainfarktes rechts (Schlaganfall) auf die neurologische Station. Folgen des Infarktes sind eine Hemiparese (Halbseitenlähmung) links, eine leichte motorische Aphasie (Sprachstörung) und ein Neglect (Wahrnehmungsverlust) auf der linken Körperhälfte. Zum Zeitpunkt der geplanten Beratung kann Herr Wächter trotz der Halbseitenlähmung mit Unterstützung aufstehen und einige Schritte laufen. Dabei zieht er den linken Fuß hinterher. Die Verständigung mit ihm ist auf Grund der Aphasie erschwert.

Nach Aussagen des Sohnes wirkt Herr Wächter im Moment sehr passiv und niedergeschlagen, obwohl er vorher ein sehr aktiver Mensch gewesen sei. Dieser Vorfall habe die ganze Familie unglaublich schockiert, weil ihr Vater von einer Minute zur anderen völlig aus dem Leben gerissen wurde. Die Angehörigen kümmern sich intensiv um Herrn Wächter und sind sehr besorgt um ihn.

Planung des Beratungsgesprächs

Frau M. kennt Herrn Wächter seit dem Tag der Aufnahme und hat inzwischen eine gute Beziehung zu ihm aufgebaut. Sie plant, die Beratung mit einer sinnvollen Anleitung zu kombinieren. Frau M. hat in den letzten Tagen beobachtet, dass Herr Wächter bis heute seine linke Körperhälfte kaum registriert. Aus diesem Grund möchte sie ihm die Möglichkeiten zur Wahrnehmungsförderung nicht nur erklären, sondern vor allem auch spüren lassen, was den Prinzipien des Bobath-Konzeptes entspricht.

Für die Verständigung, die mit Herrn Wächter auf Grund einer leichten motorischen Aphasie erschwert ist, hat Frau M. bereits Erfolg versprechende Strategien entwickelt: Sie lässt ihm Zeit beim Antworten und zeigt insgesamt bei ihrem Vorgehen viel Geduld, um ihn nicht zu überfordern und unter Druck zu setzen.

Frau M. plant, die Beratung nicht im Patientenzimmer durchzuführen, sondern in einem anderen Raum, damit Herr Wächter bereits beim Aufstehen und Gehen hinsichtlich der normalen Bewegungsabläufe gefördert wird. Sie möchte ihm hierbei vorhandene Fähigkeiten und Fortschritte aufzeigen und ihn damit motivieren.

Es wurden zunächst folgende **Ziele** für die Beratung formuliert:
- Herr Wächter entwickelt Verständnis für die Wahrnehmungsstörung und kann sie sich erklären.
- Er erkennt die Chancen, die für ihn in dem Pflege- und Therapiekonzept liegen.
- Er ist motiviert dafür, sich aktiv daran zu beteiligen.
- Er setzt die Möglichkeiten zur Wahrnehmungsförderung in den nächsten Tagen um.

Frau M. beginnt mit der Beratung wie geplant um 11.00 Uhr. Sie wird dabei von ihrer Lehrerin begleitet, die das Gespräch beobachtet, mit ihr auswertet und nachbespricht.

5.5.4 Durchführung der Beratung mit Reflexion

Beobachtungen bei der Hospitation der Beratungssequenz

Bereits zu Beginn der Beratung ist zu beobachten, dass Frau M. mit großer Empathie sehr gut die Situation und die Bedürfnisse von Herrn Wächter erfasst. Sie zeigt viel Anteilnahme und echtes Interesse an ihm und seiner Genesung. Dadurch schafft sie eine gute Vertrauensbasis und kann Herrn Wächter für die Beratung gewinnen.

Es gelingt ihr sehr gut, durch die Unterstützung bei der Mobilisation und durch das Laufen über den Gang Herrn Wächter zu motivieren und seine Ressourcen zu erfassen. Er öffnet sich zunehmend und findet langsam aus seiner Niedergeschlagenheit heraus.

Mit Hilfe ihrer Geduld und der entwickelten Kommunikationsstrategien kann sich Frau M. im Beratungsgespräch gut mit Herrn Wächter verständigen. Es stellt sich heraus, dass ihre Beratungsziele mit seinen Wünschen übereinstimmen. Es macht ihm wieder Hoffnung, dass er selbst etwas zur Verbesserung seiner Situation beitragen kann.

Sehr gut gelingt Frau M. auch die Kombination von Beratung und Anleitung. Sie erklärt Herrn Wächter, wie er durch Berührung bestimmte Bereiche im Gehirn stimulieren kann, damit er den Arm bald wieder als „seinen" empfindet und richtig wahrnimmt. Gleichzeitig lässt sie ihn diese Berührung spüren und nachmachen. Sie zeigt ihm, wie er seinen betroffenen Arm bei allen Aktivitäten einbeziehen kann und wie er ihn am besten führt. Dabei lässt sie Herrn Wächter viel Zeit, geht auf seine Fragen ein, ist in Körperkontakt mit seiner betroffenen Seite und beobachtet ihn aufmerksam.

Als Frau M. merkt, dass die Beratung Herrn Wächter beginnt anzustrengen, kommt sie zum Ende und bespricht mit ihm das weitere Vorgehen. Herr Wächter wünscht sich, dass Frau M. auch mit seinem Sohn und seiner Tochter spricht, weil die beiden so aufgeregt und in Sorge sind. Sie sollen sehen, dass er Fortschritte macht und man hier gut für ihn sorgt.

Reflexion der Beratung

Wie den Beobachtungen zu entnehmen ist, war diese Beratungssequenz für alle Beteiligten ein großer Erfolg. Herr Wächter setzte das Gelernte schneller um als Frau M. vermutete bzw. es sich erhofft hatte. Er zeigte ihr beim Mittagessen voller Stolz, wie gut er die Gabel in die linke Hand nehmen und sie zum Mund führen kann. Herr Wächter wirkte dabei hochkonzentriert und sehr motiviert.

Frau M. konnte Herrn Wächter mit Beratungsinterventionen auf allen *Ebenen* [→Kap. 4.4] unterstützen – sowohl durch Wissensvermittlung, durch emotionale Begleitung als auch mit konkreten Handlungsanleitungen. Ihr Vorgehen bei der Beratung war gut durchdacht, geplant und der Situation entsprechend mal mehr und mal weniger strukturiert. Bei der Erfassung seiner Bedürfnisse und bei den ersten Übungsversuchen ging sie vorwiegend nicht-direktiv vor. In anderen Momenten war es wichtig, direktiv klare Vorgaben zu machen oder zu informieren, um Herrn Wächter eine Orientierung zu ermöglichen.

Ihre *Haltung* in der Beratung war personenzentriert, wodurch eine vertrauensvolle Beratungsbeziehung entstehen konnte [→Kap. 4.1], und auf die Förderung seiner Stärken ausgerichtet. Sie hat Herrn Wächter Ressourcen entdecken lassen, die Situation aus seiner Perspektive erfasst und mit ihm gemeinsam Lösungen entwickelt, die seinen derzeitigen Möglichkeiten angepasst waren. Die körperliche Nähe, ihre Fähigkeit, Herrn Wächter ganzheitlich wahrzunehmen, war in dieser Situation von besonderer Wichtigkeit. Die Beratung von Frau M. zeigt gut die Umsetzung der in der Theorie vermittelten *Beratungsprinzipien* [→Kap. 2.3.2] in der Beratungspraxis.

Frau M. hat Herrn Wächter noch bis zur Verlegung in die Rehabilitationsklinik betreut und in dieser Zeit noch mehrere kleine Anleitungssequenzen durchgeführt. Mit den Angehörigen führte sie am darauffolgenden Tag ein ausführliches Beratungsgespräch, in dem sie dem Sohn und der Tochter zeigen konnte, wie wichtig ihre Mithilfe bei diesem Therapiekonzept ist. Zu sehen, wie aktiv ihr Vater plötzlich war, und das Gefühl zu haben, etwas tun zu können, hat die Angehörigen von Herrn Wächter sehr beruhigt.

5 Fallbeispiele aus der Beratungspraxis

5.5.5 Selbst- und Fremdeinschätzung

Als Grundlage für das abschließende Feedbackgespräch, meist als Förder- und Entwicklungsgespräch beschrieben, wurden Selbst- und Fremdeinschätzungsbögen genutzt, die speziell für die Beratungssequenzen in der Ausbildungspraxis entwickelt wurden.

Die Fremdbeobachtung und die eigenen Einschätzung erfolgen nach denselben Kriterien:

1. Beratungshaltung (personenzentriert)
2. Interaktion und Kommunikation (der Situation angepasst)
3. Beratungsangebot und Beratungsbedarf
4. Orientierung an Beratungsprinzipien (pflegerische Leitgedanken)
5. Gestaltung der Beratung (prozesshaft, lösungsorientiert)
6. fachliche Richtigkeit und Sicherheit

Die ausgewählten Kriterien sind anhand von einfachen mehrstufigen Ratingskalen einzuschätzen. Sie helfen dabei, in kurzer Zeit einen guten Überblick über die jeweiligen Kompetenzen des Lernenden zu erhalten. Die Antwortvorgaben an den Eckpunkten bestehen z.B. aus gar nicht (1) und sehr gut (7), nein (1) und ja (7) oder unpassend (1) und genau passend (7). Zwischen diesen Abstufungen kann bei der Selbst- und Fremdbeobachtung gewählt werden.

Der im Folgenden dargestellte Selbsteinschätzungsbogen stellt eine verkürzte Variante dar.

Selbsteinschätzung zur Beratung

1 *Beratungshaltung*

1.1 Ist es Ihnen gelungen, eine vertrauensvolle und förderliche Beziehung aufzubauen?

gar nicht   sehr gut
1 |2 |3 |4 |5 |6 |7

1.2 Ist es Ihnen gelungen, den Patienten/Angehörigen zu ermutigen oder zu motivieren?

gar nicht   sehr gut
1 |2 |3 |4 |5 |6 |7

2 *Interaktion und Kommunikation*

2.1 Haben Sie sich bei der Art der Gesprächsführung an Ihrem Gegenüber orientiert?

gar nicht   sehr gut
1 |2 |3 |4 |5 |6 |7

2.2 Stand die Selbstbestimmung des Patienten/Angehörigen im Mittelpunkt Ihrer Beratung?

gar nicht   sehr gut
1 |2 |3 |4 |5 |6 |7

3 *Beratungsangebot und Beratungsbedarf*

3.1 Haben Sie die Beratungsbedürfnisse des Patienten/Angehörigen erkannt und erfasst?

gar nicht   sehr gut
1 |2 |3 |4 |5 |6 |7

3.2 Hat das Beratungsangebot dem Beratungsbedarf entsprochen?

genau passend   unpassend
1 |2 |3 |4 |5 |6 |7

5 Fallbeispiele aus der Beratungspraxis

4 *Orientierung an Beratungsprinzipien*

4.1 War Ihre Beratung an pflegerischen Leitgedanken orientiert? Wenn ja, an welchen?

nein ja
1 | 2 | 3 | 4 | 5 | 6 | 7

4.2 Konnten Sie Ressourcen des Patienten/Angehörigen erkennen?

nein ja
1 | 2 | 3 | 4 | 5 | 6 | 7

4.3 Ist zu erwarten, dass der Patient/Angehörige von der Beratung profitiert und das „Erlernte" in seinem Alltag umsetzen kann?

nein ja
1 | 2 | 3 | 4 | 5 | 6 | 7

5 *Gestaltung des Beratungsprozesses*

5.1 War die Beratung lösungsorientiert und prozesshaft gestaltet?

nein ja
1 | 2 | 3 | 4 | 5 | 6 | 7

5.2 War die Beratung der Situation entsprechend strukturiert?

unpassend genau richtig
1 | 2 | 3 | 4 | 5 | 6 | 7

6 *Fachliche Richtigkeit und Sicherheit*

6.1 Wie sicher und kompetent sind Sie in der Beratung aufgetreten?

Sehr unsicher sehr sicher
1 | 2 | 3 | 4 | 5 | 6 | 7

6.2 Wurde Fachwissen korrekt und verständlich vermittelt?

nein ja
1 | 2 | 3 | 4 | 5 | 6 | 7

Beratung von A–Z
Care und Case Management

Case- oder Fallmanagement ist ein auf den Einzelfall ausgerichtetes Hilfsangebot, an dem unterschiedliche Personen oder Einrichtungen beteiligt sein können und die Dienstleistungen zu einem bedarfsgerechten Versorgungsplan zusammengefügt werden. Mit dieser Methode soll Patientenorientierung, Selbstbestimmung und Ergebnisorientierung in komplexen Gesundheits- und Sozialsystemen ermöglicht werden.

Care Management, das in engem Zusammenhang mit dem Case Management steht, bezieht sich mehr auf die übergeordneten Strukturen. Care Management geht über einzelne Fälle hinaus und steuert oder rationalisiert disziplinübergreifend Versorgungsabläufe, z.B. für bestimmte Patientengruppen wie Diabetiker.

Care und Case Management [→Kap. 3.7] beabsichtigt, Versorgungslücken zu schließen, Schnittstellen zu überwinden und zwischen den verschiedenen Professionen im Sinne der Patienten zu vermitteln. Die Vorgehensweise lässt sich mit den drei wesentlichen Kernfunktionen beschreiben: Advocacy, Broker und Gate Keeper.

In der anwaltschaftlichen Funktion (Advocacy) vertritt die Case Managerin die Interessen der Betroffenen, wenn diese nicht mehr in der Lage sind, ihre Ansprüche und Rechte geltend zu machen. Es können damit z.B. bestehende Versorgungslücken aufgedeckt und geschlossen werden.

Als neutrale Vermittlerin (Broker) agiert die Case Managerin zwischen Patienten und Gesundheitsdienstleistern. Es geht darum, die Vielzahl der Angebote so auszuwählen, dass sie individuell auf die jeweiligen Betroffenen zugeschnitten sind und dem zuvor entworfenen Versorgungsplan entsprechen.

In ihrer selektiven Funktion (Gate Keeper) unterstützt die Case Managerin die Betroffenen bei Entscheidungen und wägt hierbei aus professioneller Sicht zwischen der optimalen Versorgung und dem finanziell Realisierbaren ab.

Compliance

(engl. *compliance* = Einwilligung, Befolgung) In der Medizin wird **Compliance** [→Kap. 2.1.3] vor allem als das kooperative Verhalten des Patienten im Zusammenhang mit der Therapie verstanden. Gemeint ist damit das Einverständnis zwischen dem Patienten und dem behandelnden Arzt, aktiv an der eigenen Genesung mitzuwirken, insbesondere durch „Befolgen der Therapie" (Adhärenz). Das Nichtzustandekommen dieses Bündnisses – bezeichnet als **Non-Compliance** – gefährdet den Therapieerfolg, z.B. nach einer Transplantation.

In der Pflege wird der Begriff Compliance im Zusammenhang mit Patientenschulungen und im Rahmen des Desease-Managements (systematische Behandlungsprogramme für chronisch kranke Menschen) benutzt. Chronisch Kranke, z.B. mit Diabetes, Asthma oder koronarer Herzkrankheit werden gezielt geschult oder dahingehend beraten, die Compliance in Bezug auf die regelmäßige Einnahme von Medikamenten, das Einhalten von Diäten, die Veränderung des Lebensstils etc. zu verbessern. Gute Compliance ist dann gegeben, wenn der Patient den bestehenden Behandlungsplan in seinem Alltag umsetzen kann.

Counselling

Der Begriff Counselling (engl. *to counsel* = beraten) steht für eine integrierende disziplinübergreifende Perspektive auf Beratung – ein Beratungsverständnis, das im angloamerikanischen Raum bereits selbstverständlich ist. Counselling ist hier als wissenschaftlicher Rahmen zu verstehen, in den sich Beratungs- und Interaktionswissen aus verschiedenen Disziplinen integrieren lässt. Das Wissen oder die theoretischen Konzepte werden auf Beratungsrelevanz überprüft, vernetzt und es entsteht ein neues disziplinübergreifendes Beratungskonzept – ein Netzwerkmodell.

Copingstrategien

(engl. *to cope* = fertig werden mit etwas) In der Pflegeberatung ist Coping im Zusammenhang mit der Krankheitsbewältigung und der Bewältigung von Pflegebedürftigkeit ein bedeutendes Thema. Beratung und Anleitung können die Betroffenen bei den erforderlichen Anpassungsleistungen unterstützen.

Aus der Stressforschung sind drei wesentliche Copingstrategien bekannt: problemorientiertes, emotionsorientiertes und bewertungsorientiertes Coping.

Das **problemorientierte Coping** hat zum Ziel, das Problem zu lösen, zu verändern oder die Auswirkungen zu beeinflussen. Es wird gezielt nach Beratungs- oder Behandlungsmöglichkeiten gesucht, was meist ein aktives Handeln erfordert.

Emotionsorientiertes Coping hat zum Ziel, die erlebte Belastung und den daraus folgenden inneren Spannungszustand zu reduzieren, ohne sich mit dem Problem auseinanderzusetzen. Dies geschieht z.B. mit Hilfe von Entspannungsverfahren, „eine Nacht darüber schlafen", aber auch durch das Einnehmen von Medikamenten, das Trinken von Alkohol sowie als unbewusster Prozess in Form von Verdrängung oder Verleugnung.

Das Hauptziel beim **bewertungsorientierten Coping** liegt darin, die Situation zu verstehen oder ein Bedeutungsmuster, einen Sinn darin zu finden. Die Belastung wird mehr als Herausforderung gesehen und es kann dadurch zu einer kognitiven Umdeutung und einer (Neu-) Einschätzung des Problems kommen.

Diagnostisches Denken

Unter diagnostischem Denken ist ein Denkvorgang zu verstehen, bei dem eine Situation sorgfältig analysiert wird und diese Analyse als Grundlage für die daran anschließenden Entscheidungen dient.

Diagnostisches Denken in der Beratung gewinnt vor allem am Anfang des Beratungsprozesses bei der Erfassung und Identifizierung des Beratungsbedarfs und der Beratungsbedürfnisse an Bedeutung. Der Berater beobachtet den Patienten, stellt Fragen zur Problemlage, analysiert die Situation, bewertet sie gemeinsam mit dem Patienten und kommt so zu einer Hypothesenbildung. Diese Hypothese stellt den Ausgangspunkt für die Beratung dar.

Eklektizismus

(griech. *eklektos* = ausgewählt) In den Geisteswissenschaften ist unter Eklektizismus [→Kap. 2.3.3] zu verstehen, dass Teile unterschiedlicher Systeme zusammengeführt werden, um etwas Neues, eine neue Einheit zu bilden.

Das gezielte Auswählen und Integrieren bezieht sich auf unterschiedliche Zugänge zur Beratung (z.B. pädagogisch oder psychologisch), auf methodische Elemente oder verschiedene Verfahren und Vorgehensweisen aus den unterschiedlichen Beratungstheorien. Dieses disziplinübergreifende Verorten und Vernetzen entspricht dem Beratungsverständnis im angloamerikanischen Raum, dem →Counselling.

Empowerment

(engl. *to empower* = bevollmächtigen, ermächtigen, befähigen) Der Begriff Empowerment [→Kap. 4.1.2] hat seinen Ursprung in der amerikanischen Bürgerrechtsbewegung und wurde zum ersten Mal von Julian Rappaport, einem amerikanischen Psychologen, für die lebensweltorientierte Gemeindearbeit genutzt. Rappaport kritisierte die Bedürfnismodelle der Sozialarbeit, weil sie die Betroffenen seiner Ansicht nach infantilisieren. Mit der Orientierung am Empowermentkonzept beabsichtigte er zu verhindern, dass jemand, der in Not ist, wie ein Kind behandelt wird.

Rappaport versteht unter Empowerment, dass es das Ziel sein sollte, für Menschen die Möglichkeiten zu erweitern, ihr Leben selbst zu bestimmen.

Expertenstandard

Expertenstandards [→Kap. 3.2] sind vom Deutschen Netzwerk für Qualitätsentwicklung in der Pflege (DNQP) entwickelte Instrumente zur Förderung der Pflegequalität. Sie sind bundesweit gültig, dienen als Leitfaden für die Patientenversorgung und haben für die gesamte Berufsgruppe Gültigkeit. Expertenstandards liegen zu verschiedenen Pflegethemen vor, wie z.B. zur Dekubitusprophylaxe, zum Schmerzmanagement oder zur Kontinenzförderung und befinden sich kontinuierlich in der Weiterentwicklung. Die Inhalte stützen sich auf aktuelle Forschungsergebnisse und sind von einer Expertengruppe mit Vertretern der Pflegepraxis, des Managements, der Lehre und der Pflegewissenschaft gesteuert. In den Pflegeeinrichtungen werden auf der Grundlage der Expertenstandards Verfahrensanweisungen und hauseigene Richtlinien dazu entwickelt, die als verbindliche Vorgabe in den Bereichen der Patientenversorgung anzusehen sind. Weitere Informationen sind über die Webseite des DNQP erhältlich:

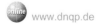 www.dnqp.de

Hermeneutische Deutungskompetenz

Hermeneutik (griech. *hermeneutiké* = Kunst der Auslegung) ist eine geisteswissenschaftliche Methode zum Verstehen und Begreifen wissenschaftlicher Gegenstände.

Es geht um das Verstehen und darum, dem Text oder bestimmten Zeichen, die man wahrnimmt, eine Bedeutung zu verleihen. Der Vorgang des Verstehens wird folgendermaßen beschrieben:

Jeder Mensch geht mit einem gewissen Vorverständnis (Bildung, kultureller Hintergrund, Fachrichtung) in eine Situation hinein. Dieses Vorverständnis wird in der Situation bestätigt oder widerlegt, woraus ein erweitertes Verständnis erwächst. Das wiederum trägt dazu bei, den Abstand zwischen Fremdem und Vertrautem zu überwinden. Durch die Wiederholung dieses Vorgangs, indem immer wieder von Teilen auf das Ganze (Gesamtzusammenhang) geschlossen wird und umgekehrt, nähert man sich dem höheren Verstehen.

In der pflegerischen Beratung ist die hermeneutische Deutungskompetenz [→Kap. 2.1.4] wichtig, um den individuellen Fall und das Besondere dieses Falles zu erfassen. Ähnlich wie oben beschrieben, nähert sich der Berater in der Interaktion schrittweise an, um die „Zeichen" des zu Beratenden zu deuten. In diesem Annäherungsprozess will der Berater erfassen, was der Patient als wertvoll erachtet und wie sich das Problem aus seiner Perspektive darstellt. In der Distanz ist er in der Lage, den Fall aus professioneller Sicht zu betrachten und zu analysieren.

Holistisches Pflegeverständnis

Als Holismus bezeichnet man eine philosophische Theorie, welche die Dinge als Ganzheit und nicht als aus ihren Einzelteilen zusammengesetzt sieht. Das holistische Pflegeverständnis [→Kap. 2.2.5] betrachtet den Patienten ganzheitlich und die Begegnung als zentrale Grundlage der Pflege. Diese Begegnung mit dem Patienten schließt die körperliche und psychosoziale Ebene mit ein und Pflege wird als umfassende Pflegefürsorge verstanden. Durch diese holistische ganzheitliche Wahrnehmung hebt sie sich vom somatischen Blick der Medizin ab. Sämtliche in Deutschland derzeit diskutierte Pflegetheorien versuchen, dem Anspruch einer holistischen Pflege gerecht zu werden.

In der Beratung wird das holistische Pflegeverständnis vor allem beim Ansatz der leiborientierten Beratung von Koch-Straube deutlich. Sie beschreibt als Besonderheit der pflegerischen Beratung die ganzheitliche Wahrnehmung des Patienten durch die Pflegenden. Diese wird vor allem durch die Kommunikation zwischen Pflegenden und Patienten ermöglicht, weil sie in gleichem Maße den Austausch von Sprache wie den Austausch von Berührung enthält.

Narration und narratives Interview

Narration (lat. *narrare* = kundtun, erzählen) steht als Begriff für das Erzählen von Geschichten. Geschichten, in denen Erfahrungen und Wissen abgespeichert sind und mit denen Menschen ihre Erfahrungen anderen mitteilen. Wissen und Erfahrungen durch Erzählen weiterzugeben, hat eine lange kulturgeschichtliche Tradition und Geschichten haben auch heute noch eine wichtige soziale Funktion.

In der Beratung wird Narration [→Kap. 2.2.2] als Methode genutzt, wenn es darum geht, die Perspektive des Patienten und die Sinnzusammenhänge zu erfassen. Das Pflegeberatungsmodell für chronisch Kranke hebt das Narrative Gespräch besonders hervor – sowohl im Zusammenhang mit der Einschätzung des Beratungsbedarfs als auch im Rahmen der Entwicklung von Lösungen und der Begleitung. Hier stellt das Erzählen häufig schon eine Form der Bewältigung dar.

Das **narrative Interview** [→Kap. 2.2.3] ist ursprünglich eine Methode der empirischen Sozialforschung. Daten des Interviewpartners werden über Erzählungen gewonnen und auf eine bestimmte Art ausgewertet. Das Interview wird durch eine Eingangsfrage eröffnet, die den Interviewpartner anregen soll, über entscheidende Punkte zum Thema zu erzählen. Die Erzählungen werden im Gespräch nicht bewertet, der Interviewer stellt lediglich thematische Nachfragen als erneute Erzählaufforderungen.

In der Beratung eignet sich die Methode des narrativen Interviews beim biografieorientierten Vorgehen, wie es Darmann-Finck/Sahm in ihrem Ansatz der biografieorientierten Diagnostik beschreiben. Die Methode wird genutzt, um in der Beratung zur Biografie passende Lösungen und Handlungsmöglichkeiten zu finden.

Kohärenzgefühl

Das Kohärenzgefühl ist Bestandteil des Modells der Salutogenese [→Kap. 2.2.2] des amerikanischen Soziologen Aaron Antonowsky (1923–1994). Seine Theorie von Gesundheit und Krankheit gibt Antwort auf die Frage, warum Menschen gesund bleiben, auch wenn sie vielen potenziell gesundheitsgefährdenden Einflüssen ausgesetzt sind. Neben den sogenannten Widerstandsressourcen [→Kap. 2.2.2], die ein Mensch zur Verfügung hat, spielt dabei das Kohärenzgefühl (sense of coherence) eine zentrale Rolle. Es zeigt sich in einer Grundhaltung oder einem Gefühl, mit sich und der Welt im Einklang zu sein.

Antonowsky beschreibt drei Komponenten, die das Kohärenzgefühl ausmachen:
- Gefühl der Verstehbarkeit
- Gefühl von Handhabbarkeit bzw. Bewältigbarkeit
- Gefühl der Sinnhaftigkeit bzw. Bedeutsamkeit

Dem salutogenetischen Modell von Antonowsky zufolge ermöglicht ein hohes Kohärenzgefühl, **Lebensbelastungen erfolgreich zu bewältigen** und Gesundheit zu erhalten bzw. wiederherzustellen.

Teil C

Pflege- und Krankheitsverlaufskurve nach Corbin/Strauss

Das Trajektmodell (engl. *trajectory* = Zeitschiene) wurde in den USA von der Pflegewissenschaftlerin Juliet Corbin und dem Soziologen Anselm Strauss (1916–1996) auf der Basis von qualitativen Studien zum Erleben und zur Bewältigung von chronischen Krankheiten (→Coping) entwickelt.

Das Modell stellt den Krankheitsverlauf von chronischen Krankheiten in den Mittelpunkt und beschreibt hierbei neun verschiedene Phasen vom Vorstadium bis zur Sterbephase.

Gleichzeitig werden sogenannte „Arbeitstypen" oder Bewältigungsanforderungen aufgezeigt, mit denen die Betroffenen konfrontiert sind, wenn sie die Krankheit in ihr Leben integrieren wollen:

Krankheitsarbeit, z.B.
- Anerkennung der Symptome und Einschränkungen, wie Schwäche, Behinderung oder Schmerz
- Auseinandersetzung mit der Behandlung, wie das Einhalten von Diäten, regelmäßige Physiotherapie

Biografiearbeit, z.B.
- Aufrechterhaltung eines emotionalen Gleichgewichts und des nötigen Selbstwertgefühls
- neue Identität finden aufgrund der Veränderung

Alltagsarbeit, z.B.
- Aufrechterhaltung der wichtigsten Beziehungen
- Anpassung der Berufsausübung, Kindererziehung, Aktivitäten

Corbin und Strauss verstehen die Krankheitsbewältigung als einen arbeitsteiligen Prozess, der oft lebenslang andauert. In diesem Prozess wird die Arbeitsteilung zwischen den Kranken, den Angehörigen und den Professionellen in den verschiedenen Phasen immer aufs Neue ausgehandelt.